JN006935

SPSSによる
医学・歯学・薬学のための
統計解析

第5版

石村光資郎・久保田基夫著・石村貞夫監修

東京図書

まえがき

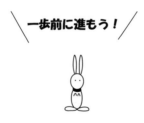

＼一歩前に進もう！／

医学・歯学・薬学の研究において，大切なことの1つは

【その研究成果を学会や論文で発表する】

ことではないでしょうか？

このとき，注意しなければならないことは，

【自分の成果をいかに客観的に評価できるか？】

という点です．

自信に満ちあふれている人にとっては，【自分の研究は良く見える】でしょう．

逆に，内気な人にとっては【自分の研究は見劣りする】と，

思い込んでいるかもしれません．

でも，その研究を

【客観的に評価できる方法があったら？】

そして

【そのような言語があったらいいな！】

と思いませんか？

実は，あるのです！

あなたの研究成果を

【客観的に評価するための世界共通の言語】

それが

【統計解析】

なのです．

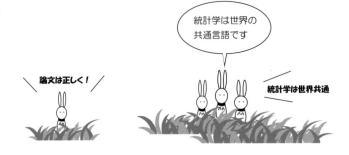

論文は正しく！

統計学は世界の
共通言語です

統計学は世界共通

いろいろな統計解析のテクニックを使って

　　　　〚研究者の主張を，あなたもしてみませんか！〛

　ところで，……

ベイズ統計や検出力が論文の統計処理で使われています．

　そこで，この改訂版では……

　　　　4章　ベイズ統計による分散分析

　　　　12章　検出力とサンプルサイズの求め方

を追加しています．

　最後に，お世話になった謝承泰さん，東京図書の元編集部宇佐美敦子さん，

編集部河原典子さん，3人の孫たちに深く感謝の意を表します．

　　　令和4年5月吉日

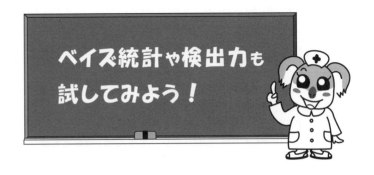

- 本書で使われているデータは，
東京図書のホームページ http://www.tokyo-tosho.co.jp
よりダウンロードすることができます．
また，使用しているオプションモジュールは以下のとおりです．

第3章	IBM SPSS Advanced Statistics
第6章	IBM SPSS Advanced Statistics
第10章	IBM SPSS Advanced Statistics
第11章	IBM SPSS Advanced Statistics

- 本書では Excel 2019/365，IBM SPSS Statistics 28 を使用しています．
SPSS 製品に関する問い合せ先：
〒 103-8510　東京都中央区日本橋箱崎町 19-21
日本アイ・ビー・エム株式会社　クラウド事業部 SPSS 営業部
Tel：03（5643）5500　Fax：03（3662）7461
https://www.ibm.com/jp-ja/analytics/spss-statistics-software

も く じ

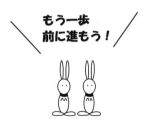

もう一歩
前に進もう！

もくじ

まえがき

第3章　2元配置の分散分析

> 欠損値のあるデータは
> 混合モデルによる分散分析を
> おすすめします（参考文献［13］）

第9章　カプラン・マイヤー法

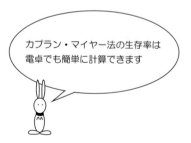

カプラン・マイヤー法の生存率は
電卓でも簡単に計算できます

装幀　　今垣知沙子（戸田事務所）
イラスト　石村多賀子

SPSS による医学・歯学・薬学のための統計解析

第5版

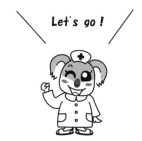

Let's go !

1.1 多重比較のはなし

多重比較とは，3つ以上のグループにおける差の検定のことです．

たとえば，3つのグループの場合，知りたいことは……

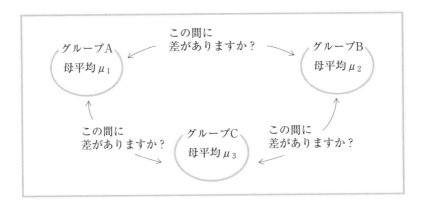

そこで，多重比較することにより

　　　　"差のあるグループの組合せを見つけることができる"

というわけです．

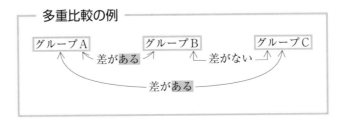

■1元配置の分散分析と多重比較はどこが違うのですか？

1元配置の分散分析は，3つ以上のグループにおける差の検定のことです．
仮説は，次のようになっています．

$$\text{仮説 } H_0 : \boxed{\begin{array}{c}\text{グループ A の}\\ \text{母平均 } \mu_1\end{array}} = \boxed{\begin{array}{c}\text{グループ B の}\\ \text{母平均 } \mu_2\end{array}} = \boxed{\begin{array}{c}\text{グループ C の}\\ \text{母平均 } \mu_3\end{array}}$$

この仮説 H_0 が棄却されると

　　　　"少なくとも，どこか1組のグループ間に差がある"

ことがわかります．

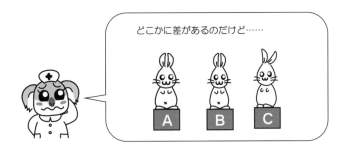

しかしながら，どのグループとどのグループの間に差があるのか，
1元配置の分散分析では，差のあるグループの組合せまでは
具体的に教えてくれません．

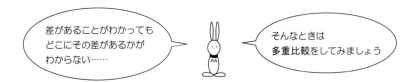

■ t 検定と多重比較は，どこが違うのですか？

同じデータを使って，t 検定とテューキーの方法による多重比較とを比べてみましょう．

次のデータは，アフリカツメガエルの細胞分裂を測定した結果です．

グループの数は5つです．

表 1.1.1　データ

発生 ステージ	細胞分裂
ステージ 51	12.2 18.8 18.2
ステージ 55	22.2 20.5 14.6
ステージ 57	20.8 19.5 26.3
ステージ 59	26.4 32.6 31.3
ステージ 61	24.5 21.2 22.4

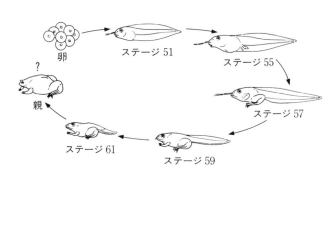

統計解析用ソフト SPSS を使って，

- t 検定の繰り返し
- テューキーの方法による多重比較

をしてみましょう．

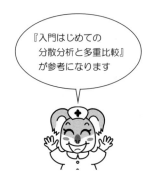

『入門はじめての
分散分析と多重比較』
が参考になります

● t 検定の繰り返しの場合……

表 1.1.2　2つの母平均の差の検定

		平均値の差	有意確率
ステージ51	ステージ55	− 2.700	0.436
	ステージ57	− 5.800	0.122
	ステージ59	− 13.700*	0.008
	ステージ61	− 6.300	0.053
ステージ55	ステージ57	− 3.100	0.375
	ステージ59	− 11.000*	0.021
	ステージ61	− 3.600	0.223
ステージ57	ステージ59	− 7.900*	0.048
	ステージ61	− 0.500	0.838
ステージ59	ステージ61	7.400*	0.025

＊　平均の差は有意水準 0.05 で有意

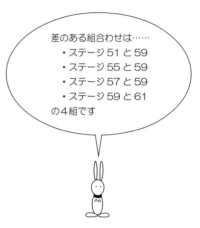

差のある組合わせは……
・ステージ 51 と 59
・ステージ 55 と 59
・ステージ 57 と 59
・ステージ 59 と 61
の4組です

● テューキーの方法による多重比較の場合……

表 1.1.3　Tukey の多重比較

		平均値の差	有意確率
ステージ51	ステージ55	− 2.700	0.854
	ステージ57	− 5.800	0.281
	ステージ59	− 13.700*	0.004
	ステージ61	− 6.300	0.218
ステージ55	ステージ57	− 3.100	0.784
	ステージ59	− 11.000*	0.016
	ステージ61	− 3.600	0.686
ステージ57	ステージ59	− 7.900	0.092
	ステージ61	− 0.500	1.000
ステージ59	ステージ61	7.400	0.121

＊　平均の差は有意水準 0.05 で有意

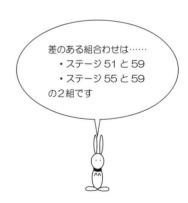

差のある組合わせは……
・ステージ 51 と 59
・ステージ 55 と 59
の2組です

　2つの出力結果はずいぶん，異なっています！　その理由（わけ）は？

　　"表 1.1.2 は，t 検定を繰り返したため，棄却の基準が甘くなってしまった"
と考えられています．

■いろいろな多重比較法

多重比較の重要性は，なんとなくわかりました．

では，多重比較はテューキーの方法だけなのでしょうか？

実は……

Tukey（T）の
ことです（p.13）

【等分散性を仮定する】

●テューキーの HSD 検定（Tukey's HSD test）

スチューデント化された範囲の分布に基づく多重比較法です．

多重比較では，このテューキーの HSD 検定とボンフェローニの検定が

よく使われています．

●ボンフェローニの検定（Bonferroni test）

ボンフェローニの不等式による有意水準の修正がおこなわれます．

●シェフェの方法（Scheffé's test）

線型対比の多重比較をおこないます．

●サイダックの *t* 検定（Sidak's *t* test）

有意水準を修正したもので，ボンフェローニの検定よりも，きちんと

棄却限界を計算しているようです．

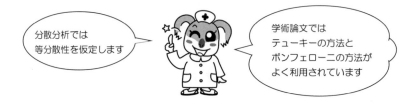

分散分析では
等分散性を仮定します

学術論文では
テューキーの方法と
ボンフェローニの方法が
よく利用されています

● ホッホベルグの GT 2 （Hochberg's GT 2）

　　一般には，この方法よりテューキーの HSD 検定の方が強力と考えられています．

● ガブリエルの 1 対比較検定 （Gabriel's pairwise comparison test）

　　2 つのサンプルサイズが異なるときは，ホッホベルグの GT 2 の検定よりも
強力な検定のようです．

● ダネットのペアごとの *t* 検定 （Dunnett's pairwise multiple comparison *t* test）

　　この検定は，対照群と実験群たちの比較をするときに利用されます．

● R・E・G・W 法

　　Ryan，Einot，Gabriel，Welsch によって開発されたステップダウン法で，
R・E・G・W の F と R・E・G・W の Q があります．

【等分散性を仮定しない】

　　このようなときのためにも，いくつか多重比較が用意されています．☞ p.13

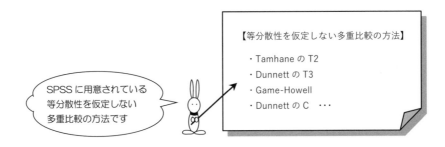

SPSS に用意されている
等分散性を仮定しない
多重比較の方法です

【等分散性を仮定しない多重比較の方法】
・Tamhane の T2
・Dunnett の T3
・Game-Howell
・Dunnett の C　・・・

【ノンパラメトリック多重比較】

　　SPSS では，ノンパラメトリック検定の多重比較も
用意されています．☞ p.43

■すぐわかるテューキーの方法による多重比較

テューキーの方法は，すべてのグループの組合せに対し，差のある組合せを探します.

たとえば，5つの実験群 A, B, C, D, E の場合，すべてのグループの組合せは次のようになります.

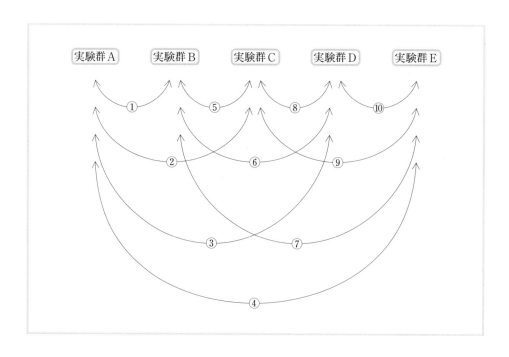

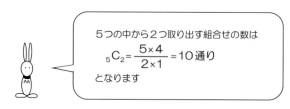

■すぐわかるダネットの方法による多重比較

　ダネットの方法は，**対照群**を中心に，次のようなグループの組合せについて差があるかどうかを調べます．

　対照群のことを**コントロール**，**対照カテゴリ**，**参照カテゴリ**ともいいます．

　たとえば，対照群 A と実験群 B, C, D, E の組合せは，次のようになります．

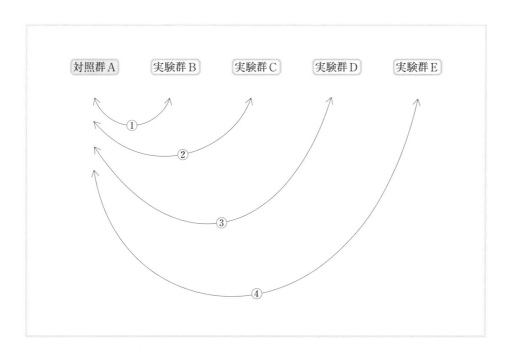

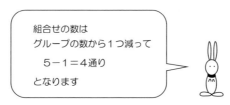

組合せの数は
グループの数から1つ減って
　5－1＝4通り
となります

1.2 テューキーの多重比較

次のデータは，糖尿病の治療に用いられる3種類の経口薬 A, B, C について，投与前と投与30分後の血糖値の差を調査した結果です．

表 1.2.1　データ

薬A			薬B			薬C	
被験者 No.	血糖値の差		被験者 No.	血糖値の差		被験者 No.	血糖値の差
1	110		1	124		1	84
2	65		2	89		2	59
3	78		3	81		3	62
4	83		4	103		4	41
5	27		5	139		5	129
6	132		6	155		6	124
7	141		7	87		7	87
8	109		8	154		8	99
9	86		9	116		9	59
10	87		10	94		10	56
11	66		11	137		11	134
12	78		12	81		12	82
13	81		13	76		13	67
14	95		14	89		14	68
15	92		15	114		15	77

知りたいことは…

　　　"治療効果に差があるのは，どの薬とどの薬なのか？"

ということです．

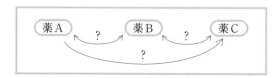

【データ入力の型】

表 1.2.1 のデータは，次のように入力します.

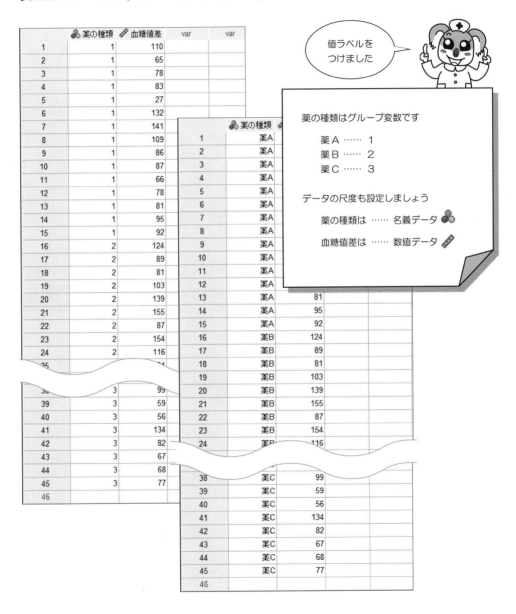

	薬の種類	血糖値差	var	var
1	1	110		
2	1	65		
3	1	78		
4	1	83		
5	1	27		
6	1	132		
7	1	141		
8	1	109		
9	1	86		
10	1	87		
11	1	66		
12	1	78		
13	1	81		
14	1	95		
15	1	92		
16	2	124		
17	2	89		
18	2	81		
19	2	103		
20	2	139		
21	2	155		
22	2	87		
23	2	154		
24	2	116		
25				
38	3	99		
39	3	59		
40	3	56		
41	3	134		
42	3	82		
43	3	67		
44	3	68		
45	3	77		
46				

	薬の種類	
1	薬A	
2	薬A	
3	薬A	
4	薬A	
5	薬A	
6	薬A	
7	薬A	
8	薬A	
9	薬A	
10	薬A	
11	薬A	
12	薬A	
13	薬A	81
14	薬A	95
15	薬A	92
16	薬B	124
17	薬B	89
18	薬B	81
19	薬B	103
20	薬B	139
21	薬B	155
22	薬B	87
23	薬B	154
24	薬B	116
38	薬C	99
39	薬C	59
40	薬C	56
41	薬C	134
42	薬C	82
43	薬C	67
44	薬C	68
45	薬C	77
46		

値ラベルを
つけました

薬の種類はグループ変数です

薬A …… 1
薬B …… 2
薬C …… 3

データの尺度も設定しましょう

薬の種類は …… 名義データ

血糖値差は …… 数値データ

1.3 テューキーの多重比較の手順

【統計処理の手順】

手順 1 分析(A) のメニューから 平均の比較(M) を選択.

続いて 一元配置分散分析(O) を選択します.

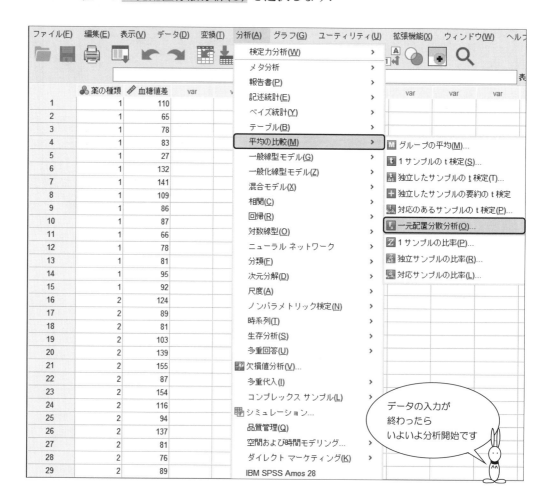

データの入力が
終わったら
いよいよ分析開始です

手順② 次の画面が現れたら，血糖値差を 従属変数リスト(E) へ，薬の種類を
因子(F) の中へ移動し，その後の検定(H) をクリックします．

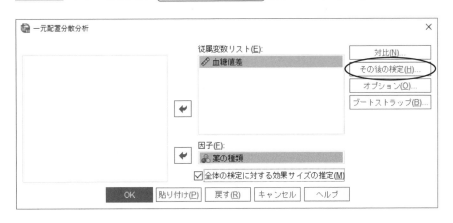

手順③ 次の画面が現れたら，Tukey(T) をチェックして，続行．
手順2の画面にもどったら，OK ボタンをマウスでカチッ!

一元配置分散分析: その後の多重比較   ×

等分散を仮定する
☐ LSD(L)   ☐ Student-Newman-Keuls(S)   ☐ Waller-Duncan(W)
☐ Bonferroni(B)   ☑ Tukey(T)   タイプI/タイプII誤り比 (/) 100
☐ Sidak(I)   ☐ Tukey の b(K)   ☐ Dunnett(E)
☐ Scheffe(F)   ☐ Duncan(D)   対照カテゴリ(Y) 最後
☐ R-E-G-W の F(R)   ☐ Hochberg の GT2(H)   ┌ 検定 ─
☐ R-E-G-W の Q(Q)   ☐ Gabriel(G)   ● 両側(2) ○ < 対照カテゴリ(O) ○ > 対照カテゴリ(N)

等分散を仮定しない
☐ Tamhane の T2(M)   ☐ Dunnett の T3(3)   ☐ Games-Howell(A)   ☐ Dunnett の C(U)

帰無仮説の検定

レベル(V) 0.05

続行   キャンセル   ヘルプ

> LSD(L)は
> t検定の
> くり返しです

> 等分散が
> 仮定されていない場合も
> 用意されています

【SPSS による出力】 ──テューキーの多重比較──

分散分析

血糖値差

	平方和	自由度	平均平方	F 値	有意確率
グループ間	6106.800	2	3053.400	3.968	.026
グループ内	32322.000	42	769.571		
合計	38428.800	44			

← ①

分散分析効果サイズ[a,b]

		ポイント推定	95% 信頼区間	
			下限	上限
血糖値差	イータの 2 乗	.159	.000	.331
	イプシロンの 2 乗	.119	-.048	.299
	オメガの 2 乗の固定効果	.117	-.047	.294
	オメガの 2 乗のランダム効果	.062	-.023	.173

a. イータの 2 乗とイプシロンの 2 乗が固定効果モデルに基づいて推定されました。

b. 負であるが偏りの少ない推定値は保持され、0 に丸められません。

多重比較

従属変数: 血糖値差

Tukey HSD

(I) 薬の種類	(J) 薬の種類	平均値の差 (I-J)	標準誤差	有意確率	95% 信頼区間	
					下限	上限
薬A	薬B	-20.600	10.130	.117	-45.21	4.01
	薬C	6.800	10.130	.781	-17.81	31.41
薬B	薬A	20.600	10.130	.117	-4.01	45.21
	薬C	27.400*	10.130	.026	2.79	52.01
薬C	薬A	-6.800	10.130	.781	-31.41	17.81
	薬B	-27.400*	10.130	.026	-52.01	-2.79

← ②

*. 平均値の差は 0.05 水準で有意です。

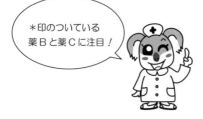

＊印のついている
薬Bと薬Cに注目！

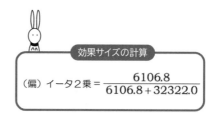

効果サイズの計算

$$（偏）イータ2乗 = \frac{6106.8}{6106.8 + 32322.0}$$

【出力結果の読み取り方】 ——テューキーの多重比較——

←① 1元配置の分散分析表です．次の仮説を検定しています．

　　　　仮説 H_0：3種類の薬の効果に差はない

　　F 値（＝検定統計量）が 3.968 で，有意確率が 0.026 です．

　　この関係をグラフで表すと，次のようになります．

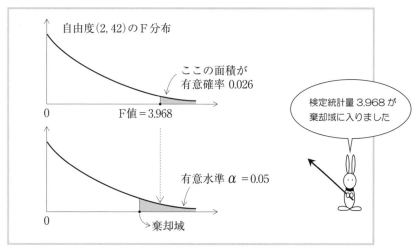

図 1.3.1　検定統計量と棄却域

　　有意確率と有意水準の大小関係は

　　　　　　　有意確率 0.026 ≦ 有意水準 0.05

　　なので，仮説 H_0 は棄てられます．

　　したがって，3種類の薬の効果に差があることがわかりました．

←② テューキーの方法による多重比較です．

　　有意水準 5 ％で差のある組合せのところに，＊印がついています．

　　したがって，薬 B と薬 C の間に差があることがわかります．

次のデータは，糖尿病の治療に用いられる３種類の経口薬 A, B, C について，投与前と投与 30 分後の血糖値の差を調査した結果です．

表1.4.1　データ

薬A		薬B		薬C	
被験者 No.	血糖値の差	被験者 No.	血糖値の差	被験者 No.	血糖値の差
1	110	1	124	1	84
2	65	2	89	2	59
3	78	3	81	3	62
4	83	4	103	4	41
5	27	5	139	5	129
6	132	6	155	6	124
7	141	7	87	7	87
8	109	8	154	8	99
9	86	9	116	9	59
10	87	10	94	10	56
11	66	11	137	11	134
12	78	12	81	12	82
13	81	13	76	13	67
14	95	14	89	14	68
15	92	15	114	15	77

ここでは，薬Aを対照群として薬B，薬Cと比較してみましょう．

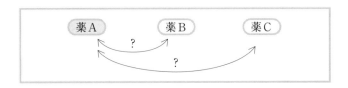

【データ入力の型】

表 1.4.1 のデータは，次のように入力します．

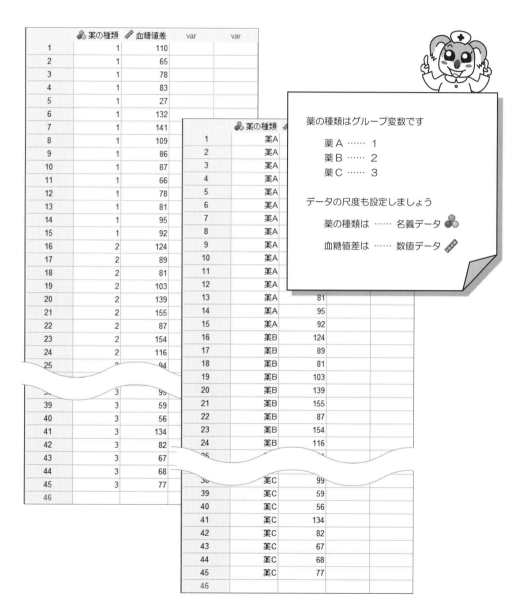

薬の種類はグループ変数です

    薬Ａ ······ 1
    薬Ｂ ······ 2
    薬Ｃ ······ 3

データの尺度も設定しましょう

    薬の種類は ······ 名義データ
    血糖値差は ······ 数値データ

1.5 ダネットの多重比較の手順

【統計処理の手順】

手順 ① 分析(A) のメニューから 平均の比較(M) を選択.

続いて 一元配置分散分析(O) を選択します.

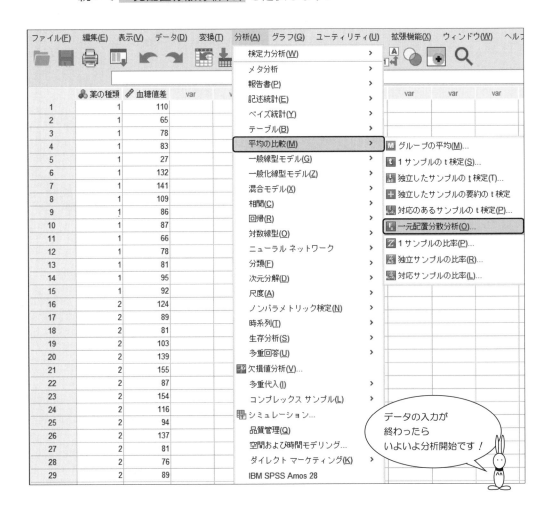

手順 2 次の画面になったら，血糖値差を 従属変数リスト(E) へ，薬の種類を
因子(F) へ移動し， その後の検定(H) をクリック.

手順 3 次の画面が現れたら， Dunnett(E) をチェックして
対照カテゴリ(Y) を最初にしておきます. そして， 続行 .
手順2の画面にもどったら， OK ボタンをマウスでカチッ！

薬 A が対照群なので
対照カテゴリ(Y) は
最初 にします

【SPSS による出力・その 1】　——ダネットの多重比較——

分散分析

血糖値差

	平方和	自由度	平均平方	F 値	有意確率
グループ間	6106.800	2	3053.400	3.968	.026
グループ内	32322.000	42	769.571		
合計	38428.800	44			

検定のときは
有意確率が大切です

分散分析効果サイズ[a,b]

		ポイント推定	95% 信頼区間 下限	95% 信頼区間 上限
血糖値差	イータの 2 乗	.159	.000	.331
	イプシロンの 2 乗	.119	-.048	.299
	オメガの 2 乗の固定効果	.117	-.047	.294
	オメガの 2 乗のランダム効果	.062	-.023	.173

a. イータの 2 乗とイプシロンの 2 乗が固定効果モデルに基づいて推定されました。

b. 負であるが偏りの少ない推定値は保持され、0 に丸められません。

多重比較

従属変数：　血糖値差

Dunnett t (両側)[a]

(I) 薬の種類	(J) 薬の種類	平均値の差 (I-J)	標準誤差	有意確率	95% 信頼区間 下限	95% 信頼区間 上限	
薬B	薬A	20.600	10.130	.087	-2.58	43.78	← ①
薬C	薬A	-6.800	10.130	.727	-29.98	16.38	← ②

a. Dunnett の t 検定は対照として 1 つのグループを扱い、それに対する他のすべてのグループを比較します。

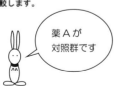

薬 A が
対照群です

【出力結果の読み取り方・その1】 ──ダネットの多重比較──

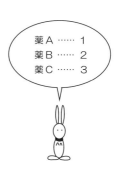

←① 薬B（＝実験群）と薬A（＝対照群）について

　　　　　有意確率 0.087 ＞有意水準 0.05

なので，有意差はありません.

←② 薬C（＝実験群）と薬A（＝対照群）について

　　　　　有意確率 0.727 ＞有意水準 0.05

なので，有意差はありません.

薬Cを対照群（＝対照カテゴリ）とすると，次のような出力になります

多重比較

従属変数: 血糖値差
Dunnett t (両側)[a]

(I) 薬の種類	(J) 薬の種類	平均値の差 (I-J)	標準誤差	有意確率	95% 信頼区間 下限	上限	
薬A	薬C	6.800	10.130	.727	-16.38	29.98	←④
薬B	薬C	27.400[*]	10.130	.019	4.22	50.58	←③

*. 平均値の差は 0.05 水準で有意です.

a. Dunnett の t-検定は対照として1つのグループを扱い、それに対する他のすべてのグループを比較します。

第2章 ノンパラメトリック検定

2.1 ノンパラメトリック検定のはなし

ノンパラメトリック検定とは，

   "母集団の分布についての前提"

や

   "母平均 μ や母分散 σ^2 といったパラメータ"

を 使わない 仮説の検定のことです．

 パラメータを使わないので

   "ノンパラメトリック検定"

という名前がついています．

 母集団の分布についての前提も必要ないので

   "distribution–free test"

ともいいます．

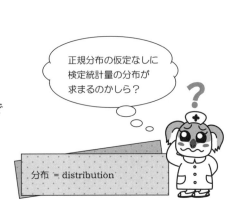

母集団の分布の前提
＝正規母集団

正規分布の仮定なしに
検定統計量の分布が
求まるのかしら？

分布 = distribution

 ノンパラメトリック検定に対し，母集団の正規性を利用する検定のことを
パラメトリック検定といいます．

パラメトリック検定の代表は，なんといっても t 検定です．

たとえば，母平均の検定は，次のようになっています．

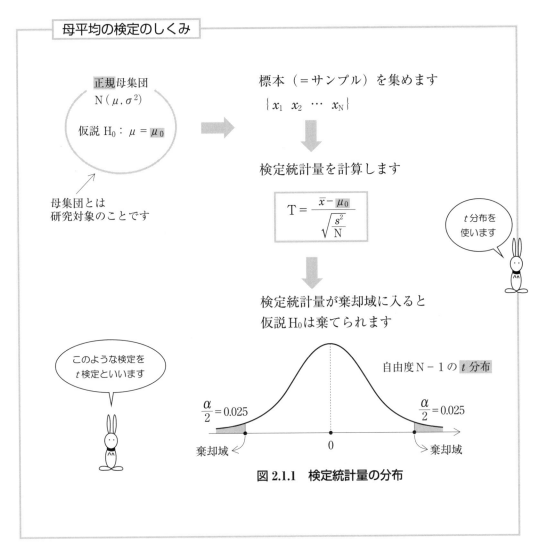

母平均の検定のしくみ

正規母集団
$N(\mu, \sigma^2)$

仮説 H_0：$\mu = \mu_0$

母集団とは
研究対象のことです

標本（＝サンプル）を集めます
$\{x_1 \quad x_2 \quad \cdots \quad x_N\}$

検定統計量を計算します

$$T = \frac{\bar{x} - \mu_0}{\sqrt{\dfrac{s^2}{N}}}$$

t 分布を
使います

検定統計量が棄却域に入ると
仮説 H_0 は棄てられます

このような検定を
t 検定といいます

自由度 $N-1$ の t 分布

$\dfrac{\alpha}{2} = 0.025$

$\dfrac{\alpha}{2} = 0.025$

棄却域

0

棄却域

図 2.1.1　検定統計量の分布

■ノンパラメトリック検定とパラメトリック検定との対応

─── ノンパラメトリック検定 ───		─── パラメトリック検定 ───
・ウィルコクスンの順位和検定 　（＝マン・ホイットニーの検定）	⟺	・２つの母平均の差の検定
・ウィルコクスンの符号付順位検定	⟺	・対応のある２つの母平均の差の検定
・クラスカル・ウォリスの検定	⟺	・１元配置の分散分析
・フリードマンの検定	⟺	・反復測定による１元配置の分散分析

ノンパラメトリック検定の
多重比較の場合は
ボンフェローニの不等式を
適用することが多いようです

ボンフェローニの不等式
$P(A_1 \cup A_2 \cup A_3) \leqq P(A_1) + P(A_2) + P(A_3)$

■ノンパラメトリック検定の重要ポイント！

検定をするためには

"棄却域"

が必要です.

この棄却域は

"検定統計量の分布"

から求まります !!

そして，この検定統計量の分布は

"母集団が正規分布に従っている"

という前提から導かれます.

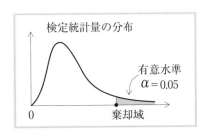

図 2.1.2　検定統計量と棄却域

でも，……

ノンパラメトリック検定では，母集団の分布に対して何も前提をおきません.

すると，……？

ノンパラメトリック検定の場合

"検定統計量の分布はどこからくるのでしょうか？？"

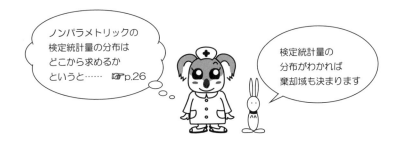

2.2 ウィルコクスンの順位和検定

仮説の検定で，最も大切なポイントは

"検定統計量の分布と棄却域"

です.

母集団が正規分布に従っているときには，検定統計量の分布が
t 分布や F 分布になることから，この棄却域を求めることができます.

でも，母集団の分布がわからないときは，どのようにして検定統計量の分布と
その棄却域を求めるのでしょうか？

実は，順位の組合せ（combination）を利用することにより，
検定統計量の分布を作り出すことができるのです.

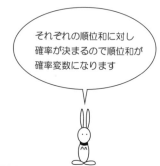

ここが
ポイント！

たとえば，順位が1位から7位までとします. そこで，1位から7位

{1位　2位　3位　4位　5位　6位　7位}

の中から，3つの順位を取り出して，その順位和

　　+　　+　　

を求めてみましょう.

すると，次のような順位和の分布が求まります.

それぞれの順位和に対し
確率が決まるので順位和が
確率変数になります

表 2.2.1　順位和の分布

順位和	6	7	8	9	10	11	12	13	14	15	16	17	18	計
組合せ	1	1	2	3	4	4	5	4	4	3	2	1	1	35
確率	$\frac{1}{35}$	$\frac{1}{35}$	$\frac{2}{35}$	$\frac{3}{35}$	$\frac{4}{35}$	$\frac{4}{35}$	$\frac{5}{35}$	$\frac{4}{35}$	$\frac{4}{35}$	$\frac{3}{35}$	$\frac{2}{35}$	$\frac{1}{35}$	$\frac{1}{35}$	1

そこで，次のようなデータの場合

表 2.2.2　データが与えられたら

グループ A	3840	3300	2930	3540
グループ B	3280	2550	2840	

この2つのグループのデータをいっしょにして，順位を付けると

表 2.2.3　データに順位を付けて

順　　位	1位	2位	3位	4位	5位	6位	7位
グループ A			2930		3300	3540	3840
グループ B	2550	2840		3280			

となるので，グループBの順位和 W を求めてみると

$$W = \boxed{1} + \boxed{2} + \boxed{4} = 7$$

となります．

　この順位和 W = 7 が，ウィルコクスンの順位和検定の検定統計量です．

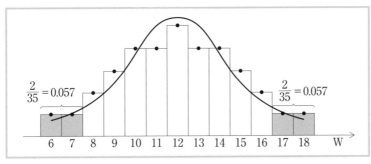
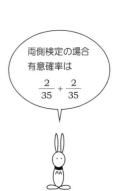

図 2.2.1　ウィルコクスンの順位和検定の検定統計量の分布

【データ入力の型】

表 2.2.2 のデータは，次のように入力します.

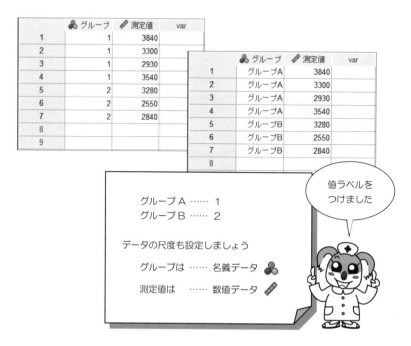

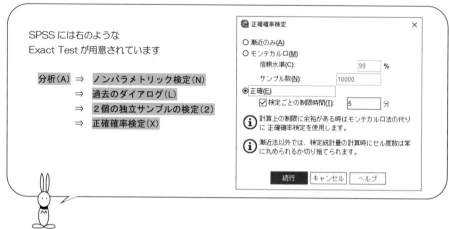

2.3 ウィルコクスンの順位和検定の手順

【統計処理の手順】

手順① 分析(A) のメニューから，ノンパラメトリック検定(N) を選択.

さらに，独立サンプル(I) を選択します.

	編集(E)	表示(V)	データ(D)	変換(T)	分析(A)	グラフ(G)	ユーティリティ(U)	拡張機能(X)	ウィンドウ(W)	

ファイル(F)

検定力分析(W) >
メタ分析 >
報告書(P) >
記述統計(E) >
ベイズ統計(Y) >
テーブル(B) >
平均の比較(M) >
一般線型モデル(G) >
一般化線型モデル(Z) >
混合モデル(X) >
相関(C) >
回帰(R) >
対数線型(O) >
ニューラル ネットワーク >
分類(F) >
次元分解(D) >
尺度(A) >
ノンパラメトリック検定(N) >
時系列(T) >
生存分析(S) >
多重回答(U) >
欠損値分析(V)...
多重代入(I) >
コンプレックス サンプル(L) >
シミュレーション...
品質管理(Q) >
空間および時間モデリング... >
ダイレクト マーケティング(K) >
IBM SPSS Amos 28

△ 1 サンプル(O)...
△ 独立サンプル(I)...
△ 対応サンプル(R)...
+ Quade Nonparametric ANCOVA
過去の ダイアログ(L)

	♣ グループ	✎ 測定値	var	var	var	var
1	グループA	3840				
2	グループA	3300				
3	グループA	2930				
4	グループA	3540				
5	グループB	3280				
6	グループB	2550				
7	グループB	2840				
8						
9						
10						
11						
12						
13						
14						
15						
16						
17						
18						
19						
20						
21						
22						
23						
24						
25						
26						
27						
28						
29						
30						

手順②　次の独立サンプルの画面になったら，

　　　　　○　分析のカスタマイズ(C)

をチェックします．

そして，フィールドをクリック．

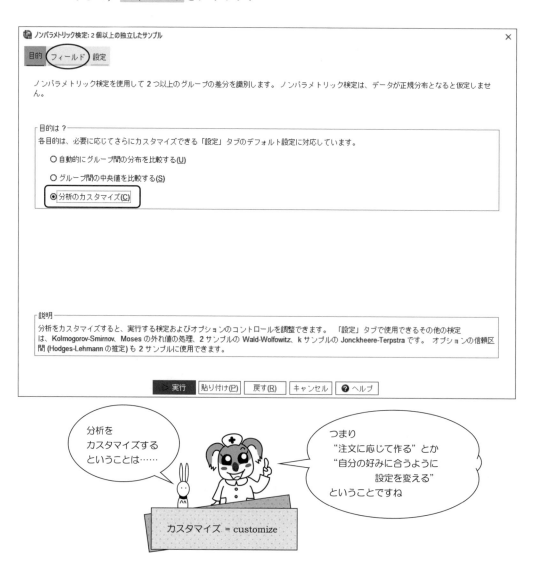

ノンパラメトリック検定: 2 個以上の独立したサンプル　　　　　　　　　　　　　　　　　　　　　×

目的　フィールド　設定

ノンパラメトリック検定を使用して 2 つ以上のグループの差分を識別します。 ノンパラメトリック検定は、データが正規分布となると仮定しません。

目的は ?
各目的は、必要に応じてさらにカスタマイズできる「設定」タブのデフォルト設定に対応しています。
○ 自動的にグループ間の分布を比較する(U)
○ グループ間の中央値を比較する(S)
⦿ 分析のカスタマイズ(C)

説明
分析をカスタマイズすると、実行する検定およびオプションのコントロールを調整できます。 「設定」タブで使用できるその他の検定
は、Kolmogorov-Smirnov、 Moses の外れ値の処理、2 サンプルの Wald-Wolfowitz、k サンプルの Jonckheere-Terpstra です。 オプションの信頼区
間 (Hodges-Lehmann の推定) も 2 サンプルに使用できます。

▶ 実行　　貼り付け(P)　　戻す(R)　　キャンセル　　❷ ヘルプ

分析を
カスタマイズする
ということは……

つまり
"注文に応じて作る"とか
"自分の好みに合うように
設定を変える"
ということですね

カスタマイズ = customize

30　第2章　ノンパラメトリック検定

手順③ 次のフィールドの画面になったら，

　　　　測定値　　を　検定フィールド(T)

　　　　グループ　を　グループ(G)

　に移動します．

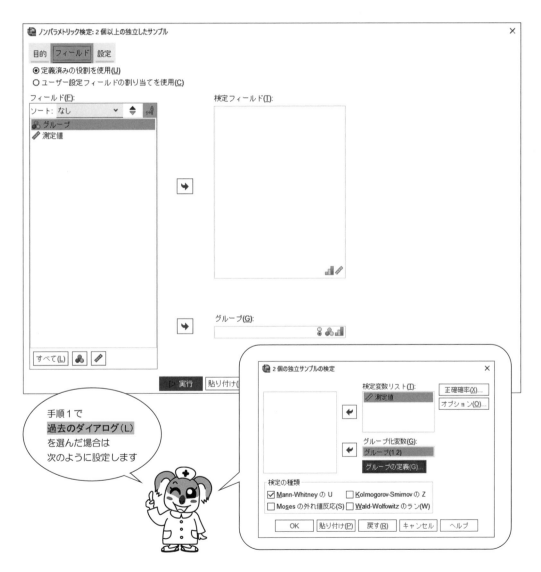

手順④ 次のように，フィールド(F) の変数を，それぞれ移動します．

そして，設定 をクリック．

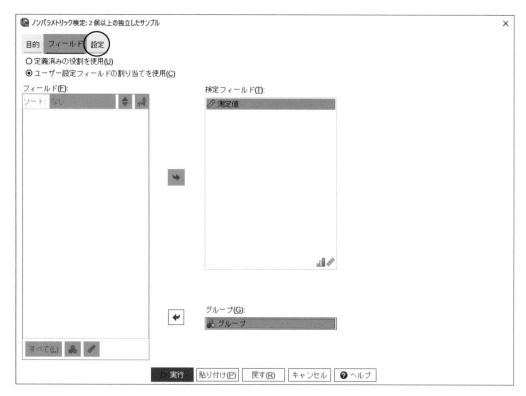

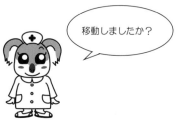

移動しましたか？

手順 5 次の設定の画面になったら，

○ 検定のカスタマイズ(C)

をクリックして，

□ Mann-WhitneyのU（2サンプル）(H)

を選択します．

あとは， 実行 ボタンをマウスでカチッ!!

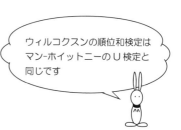

ウィルコクスンの順位和検定は
マン-ホイットニーのU検定と
同じです

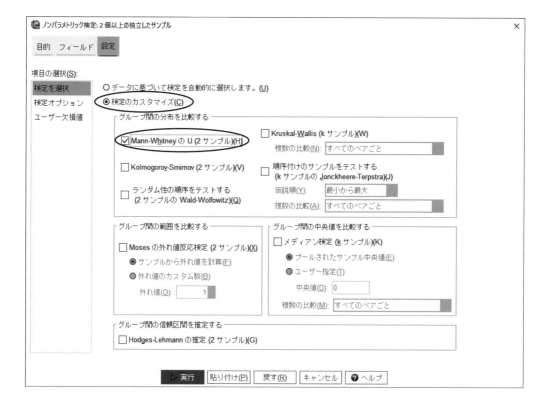

ノンパラメトリック検定: 2個以上の独立したサンプル

目的　フィールド　設定

項目の選択(S):

検定を選択
検定オプション
ユーザー欠損値

○ データに基づいて検定を自動的に選択します。(U)
◉ 検定のカスタマイズ(C)

グループ間の分布を比較する

☑ Mann-Whitney の U (2 サンプル)(H)

□ Kolmogorov-Smirnov (2 サンプル)(V)

□ ランダム性の順序をテストする
(2 サンプルの Wald-Wolfowitz)(Q)

□ Kruskal-Wallis (k サンプル)(W)
複数の比較(N):　すべてのペアごと

□ 順序付けのサンプルをテストする
(k サンプルの Jonckheere-Terpstra)(J)
仮説順(Y):　最小から最大
複数の比較(A):　すべてのペアごと

グループ間の範囲を比較する

□ Moses の外れ値反応検定 (2 サンプル)(X)
◉ サンプルから外れ値を計算(F)
◉ 外れ値のカスタム数(B)
外れ値(Q):　1

グループ間の中央値を比較する

□ メディアン検定 (k サンプル)(K)
◉ プールされたサンプル中央値(E)
◉ ユーザー指定(T)
中央値(D):　0
複数の比較(M):　すべてのペアごと

グループ間の信頼区間を推定する

□ Hodges-Lehmann の推定 (2 サンプル)(G)

▶ 実行　貼り付け(P)　戻す(R)　キャンセル　❷ ヘルプ

【SPSS による出力】 ——ウィルコクスンの順位和検定——

仮説検定の要約

	帰無仮説	検定	有意確率[a,b]	決定
1	測定値 の分布は グループ のカテゴリで同じです。	独立サンプルによる Mann-Whitney の U の検定	.114[c]	帰無仮説を棄却 できません。

a. 有意水準は .050 です。

b. 漸近的な有意確率が表示されます。

c. この検定の正確な有意確率が表示されます。

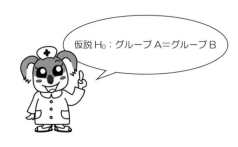

仮説 H_0：グループ A＝グループ B

独立サンプルによる Mann-Whitney の U の検定の要約

合計数	7
Mann-Whitney の U	1.000
Wilcoxon の W	7.000 ← ①
検定統計量	1.000
標準誤差	2.828
標準化された検定統計量	-1.768
漸近有意確率 (両側検定)	.077 ← ②
正確な有意確率 (両側検定)	.114

両側検定なので
正確有意確率は……

$$0.114 = 2 \times \frac{2}{35}$$

効果サイズの計算

$$効果サイズ = \frac{1.768}{\sqrt{4+3}}$$

【出力結果の読み取り方】 ──ウィルコクスンの順位和検定──

←① ウィルコクスンの順位和検定の検定統計量　☞ p.27

$$\text{Wilcoxon の W} = 7.000$$

$$\text{Mann-Whitney の U} = 1.000$$

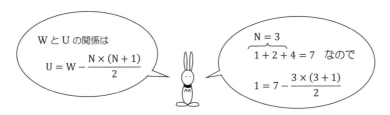

←② 有意確率と有意水準を比較すると

漸近有意確率 0.077 ＞有意水準 0.05

正確な有意確率 0.114 ＞有意水準 0.05

なので，仮説は棄てられません.

したがって，２つのグループ間に差があるとはいえません!!

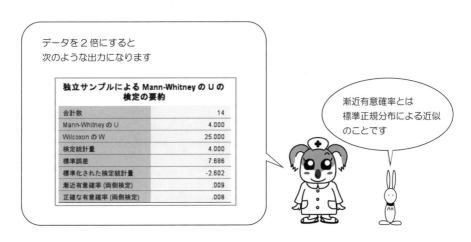

2.4 クラスカル・ウォリスの検定と多重比較

クラスカル・ウォリスの検定は，1元配置の分散分析を
ノンパラメトリックの場合に置き換えた手法です．

ウィルコクスンの順位和検定と同様に，データを順位に置き換えることにより，
差の検定をすることができます．たとえば，次のように……

表 2.4.1 データが与えられたら

	データ					
グループA	12.2	18.2 18.8				
グループB	14.6		20.5	22.2		
グループC		19.5	20.8		26.3	26.4

表 2.4.2 データに順位を付けて

	順 位						順位和
グループA	1	3 4					8
グループB	2		6	8			16
グループC		5	7		9	10	31

このとき，検定統計量 KW は

$$KW = \frac{12}{10 \times (10+1)} \times \left(\frac{8^2}{3} + \frac{16^2}{3} + \frac{31^2}{4} \right) - 3 \times (10+1)$$

$$= 4.845$$

となります．

	データ数	順位和
グループA	N_1	R_1
グループB	N_2	R_2
グループC	N_3	R_3
合計	N	

$$\mathrm{KW} = \frac{12}{N \times (N+1)} \times \left(\frac{R_1^{\,2}}{N_1} + \frac{R_2^{\,2}}{N_2} + \frac{R_3^{\,2}}{N_3} \right) - 3 \times (N+1)$$

　この検定統計量 KW は，データ数 N が大きいとき

　　　"自由度（3－1）のカイ2乗分布"

で近似することができますが，

同順位（= tie）の調整も考慮に入れると，

やはり，統計解析用ソフト SPSS を利用した方が安全ですね!!

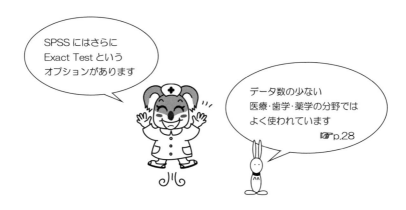

SPSS にはさらに
Exact Test という
オプションがあります

データ数の少ない
医療・歯学・薬学の分野では
よく使われています
☞p.28

【データ入力の型】

表 2.4.1 のデータは，次のように入力します.

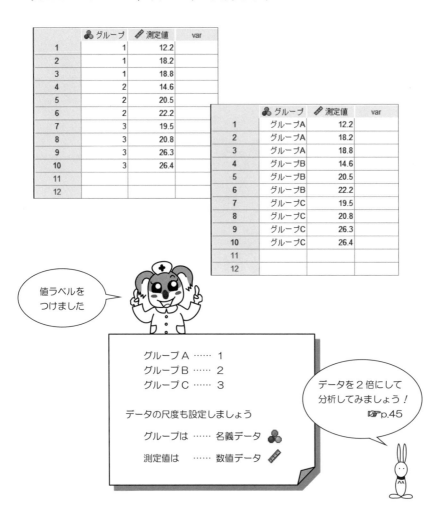

	♣ グループ	✐ 測定値	var
1	1	12.2	
2	1	18.2	
3	1	18.8	
4	2	14.6	
5	2	20.5	
6	2	22.2	
7	3	19.5	
8	3	20.8	
9	3	26.3	
10	3	26.4	
11			
12			

	♣ グループ	✐ 測定値	var
1	グループA	12.2	
2	グループA	18.2	
3	グループA	18.8	
4	グループB	14.6	
5	グループB	20.5	
6	グループB	22.2	
7	グループC	19.5	
8	グループC	20.8	
9	グループC	26.3	
10	グループC	26.4	
11			
12			

値ラベルを
つけました

グループ A ……　1
グループ B ……　2
グループ C ……　3

データの尺度も設定しましょう

グループは ……　名義データ ♣

測定値は ……　数値データ ✐

データを2倍にして
分析してみましょう！
☞ p.45

2.5 クラスカル・ウォリスの検定と多重比較の手順

【統計処理の手順】

**手順 ① ** 分析(A) のメニューから ノンパラメトリック検定(N) を選択．
続いて 独立サンプル(I) を選択します．

	♣ グループ	✔ 測定値	var			var	var	var
1	1	12.2						
2	1	18.2						
3	1	18.8						
4	2	14.6						
5	2	20.5						
6	2	22.2						
7	3	19.5						
8	3	20.8						
9	3	26.3						
10	3	26.4						

ファイル(F)　編集(E)　表示(V)　データ(D)　変換(T)　分析(A)　グラフ(G)　ユーティリティ(U)　拡張機能(X)　ウィンドウ(W)　ヘ

分析(A) メニュー:
- 検定力分析(W) ＞
- メタ分析 ＞
- 報告書(P) ＞
- 記述統計(E) ＞
- ベイズ統計(Y) ＞
- テーブル(B) ＞
- 平均の比較(M) ＞
- 一般線型モデル(G) ＞
- 一般化線型モデル(Z) ＞
- 混合モデル(X) ＞
- 相関(C) ＞
- 回帰(R) ＞
- 対数線型(O) ＞
- ニューラル ネットワーク ＞
- 分類(F) ＞
- 次元分解(D) ＞
- 尺度(A) ＞
- ノンパラメトリック検定(N) ＞
  - ▲ 1 サンプル(O)...
  - ▲ 独立サンプル(I)...
  - ▲ 対応サンプル(R)...
  - ✛ Quade Nonparametric ANCOVA
  - 過去のダイアログ(L)
- 時系列(T) ＞
- 生存分析(S) ＞
- 多重回答(U) ＞
- 欠損値分析(V)...
- 多重代入(I) ＞
- コンプレックス サンプル(L) ＞
- シミュレーション...
- 品質管理(Q) ＞
- 空間および時間モデリング... ＞
- ダイレクト マーケティング(K) ＞
- IBM SPSS Amos 28

手順② 次の独立サンプルの画面になったら，

　　　　　　○ 分析のカスタマイズ(C)

をチェックします．

そして，フィールド をクリック．

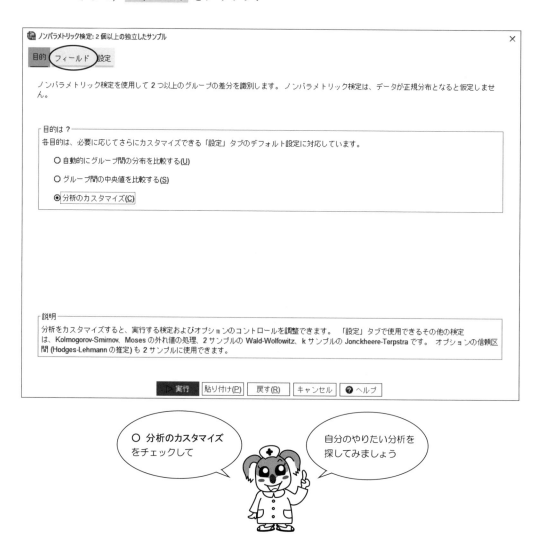

ノンパラメトリック検定: 2 個以上の独立したサンプル

目的　フィールド　設定

ノンパラメトリック検定を使用して 2 つ以上のグループの差分を識別します．ノンパラメトリック検定は、データが正規分布となると仮定しません。

目的は？
各目的は、必要に応じてさらにカスタマイズできる「設定」タブのデフォルト設定に対応しています。
- ○ 自動的にグループ間の分布を比較する(U)
- ○ グループ間の中央値を比較する(S)
- ⦿ 分析のカスタマイズ(C)

説明
分析をカスタマイズすると、実行する検定およびオプションのコントロールを調整できます。 「設定」タブで使用できるその他の検定は、Kolmogorov-Smirnov、Moses の外れ値の処理、2 サンプルの Wald-Wolfowitz、k サンプルの Jonckheere-Terpstra です。 オプションの信頼区間 (Hodges-Lehmann の推定) も 2 サンプルに使用できます。

実行　貼り付け(P)　戻す(R)　キャンセル　ヘルプ

○ 分析のカスタマイズ
をチェックして

自分のやりたい分析を
探してみましょう

手順 3 次のフィールドの画面になったら，

測定値　　を　**検定フィールド(T)**

グループ　を　**グループ(G)**

に移動します．

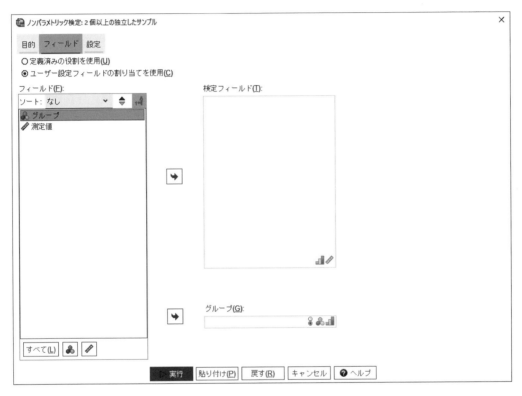

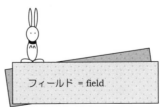

フィールド ＝ field

手順 4 次のように, フィールド(F) の変数を, それぞれ移動します.

そして, 設定 をクリック.

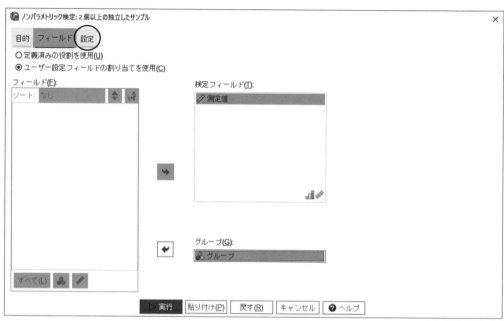

手順1で

過去のダイアログ(L) を選んだ場合は

次のように設定します

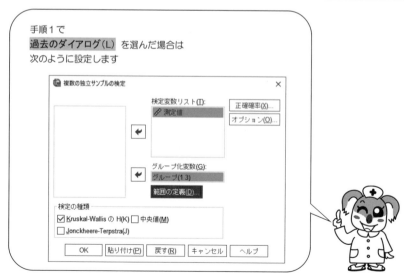

手順 5 次の設定の画面になったら

○ 検定のカスタマイズ(C)

をクリックして,

□ Kruskal-Wallis(kサンプル)(W)

を選択します.

あとは, 実行 ボタンをマウスでカチッ!!

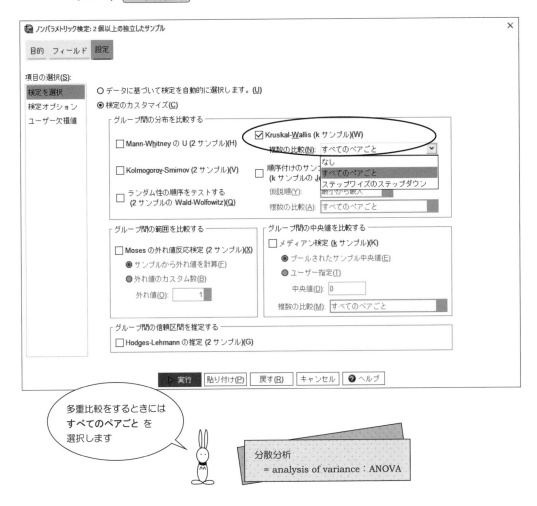

多重比較をするときには
すべてのペアごと を
選択します

分散分析
= analysis of variance : ANOVA

【SPSS による出力】 ——クラスカル・ウォリスの検定と多重比較——

仮説検定の要約

	帰無仮説	検定	有意確率[a,b]	決定
1	測定値 の分布は グループ のカテゴリで同じです。	独立サンプルによる Kruskal-Wallis の検定	.089	帰無仮説を棄却 できません。

a. 有意水準は .050 です。

b. 漸近的な有意確率が表示されます。

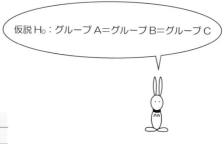

仮説 H_0：グループ A＝グループ B＝グループ C

独立サンプルによる Kruskal-Wallis の検定 の要約

合計数	10
検定統計量	4.845[a,b]
自由度	2
漸近有意確率 (両側検定)	.089 ← ①

a. 検定統計量は同順位の調整が行われています。

b. 検定全体でサンプル間の重要な差異を示さないた め、複数の比較を実行できません。

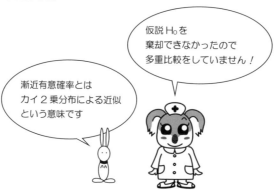

漸近有意確率とは カイ２乗分布による近似 という意味です

仮説 H_0を 棄却できなかったので 多重比較をしていません！

【出力結果の読み取り方】 ——クラスカル・ウォリスの検定と多重比較——

←① 有意確率と有意水準を比較すると

漸近有意確率 0.089 ＞有意水準 0.05

なので，仮説 H_0 は棄てられません.

したがって，3つのグループ間に差があるとはいえません.

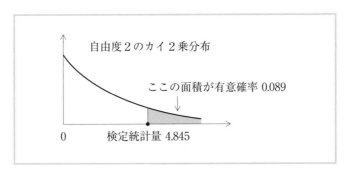

自由度2のカイ2乗分布

ここの面積が有意確率 0.089

0　　　検定統計量 4.845

図 2.5.1　カイ2乗分布で近似

データを2倍にすると，仮説 H_0 が棄却されるので
次のような多重比較が出力されます

グループ のペアごとの比較

Sample 1-Sample 2	検定統計量	標準化検定統計量	有意確率	調整済み有意確率[a]
グループA-グループB	-5.333	-1.567	.117	.351
グループA-グループC	-10.167	-3.194	.001	.004
グループB-グループC	-4.833	-1.518	.129	.387

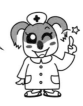

ところで，

表1.2.1 のデータ を使って，

クラスカル・ウォリスの検定と多重比較をしてみると…

【SPSS による出力・その1】 ——クラスカル・ウォリスの検定と多重比較——

仮説検定の要約

	帰無仮説	検定	有意確率[a,b]	決定
1	血糖値差 の分布は 薬の種類のカテゴリで同じです。	独立サンプルによるKruskal-Wallis の検定	.021	帰無仮説を棄却します。

a. 有意水準は .050 です。

b. 漸近的な有意確率が表示されます。

独立サンプルによる Kruskal-Wallis の検定の要約

合計数	45
検定統計量	7.737[a]
自由度	2
漸近有意確率（両側検定）	.021 ← ①

a. 検定統計量は同順位の調整が行われています。

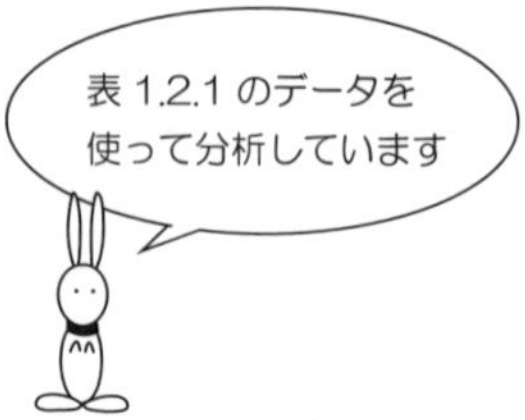

表 1.2.1 のデータを
使って分析しています

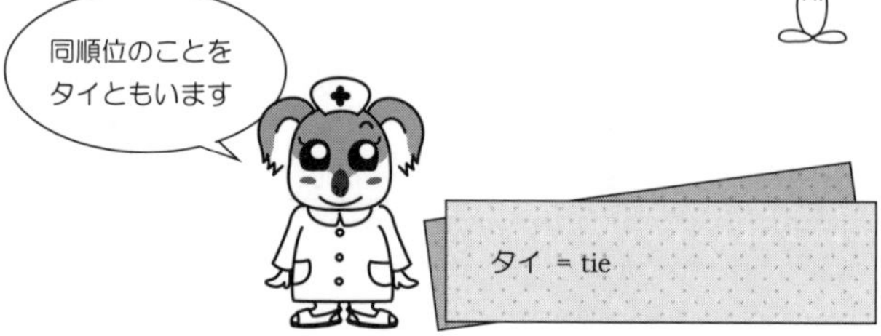

同順位のことを
タイともいいます

タイ = tie

【出力結果の読み取り方・その1】　——クラスカル・ウォリスの検定と多重比較——

◀① 有意確率と有意水準を比較すると

漸近有意確率 0.021 ≦有意水準 0.05

なので，仮説 H_0 は棄てられます.

したがって，3つのグループ間に差があることがわかります.

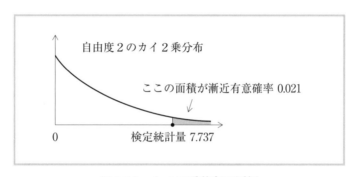

図 2.5.2　カイ2乗分布で近似

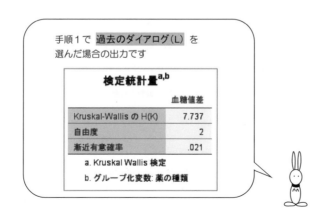

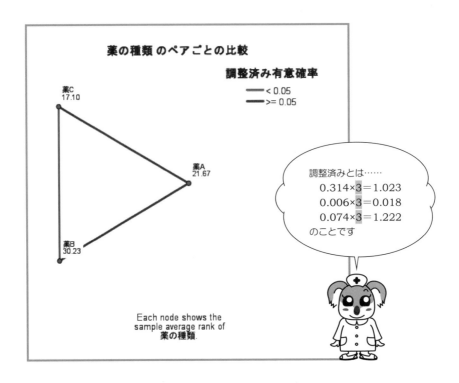

Each node shows the
sample average rank of
薬の種類.

薬の種類 のペアごとの比較

Sample 1-Sample 2	検定統計量	標準誤差	標準化検定統計量	有意確率	調整済み有意確率[a]	
薬C-薬A	4.567	4.794	.953	.341	1.000	
薬C-薬B	13.133	4.794	2.740	.006	.018	← ②
薬A-薬B	-8.567	4.794	-1.787	.074	.222	

各行は、サンプル1とサンプル2の分布が同じであるという帰無仮説を検定します。
漸近的な有意確率 (両側検定) が表示されます。有意水準は .050 です。

　a. Bonferroni 訂正により、複数のテストに対して、有意確率の値が調整されました。

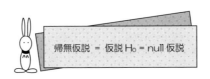

帰無仮説 = 仮説 H₀ = null 仮説

【出力結果の読み取り方・その2】　——クラスカル・ウォリスの検定と多重比較——

←②　3つのグループから2つのグループを取り出して作った組合せ比較です.
　　調整済み有意確率が0.05以下の組合せに，有意差があります.

　　したがって，
　　　　● 薬Cと薬A　……　有意差はありません
　　　　● 薬Cと薬B　……　有意差があります
　　　　● 薬Aと薬B　……　有意差はありません

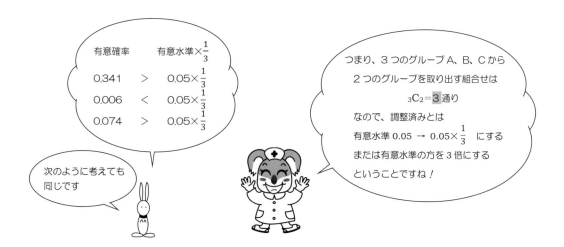

■ 1元配置の分散分析とクラスカル・ウォリスの検定との比較

次のデータは，表 1.2.1 と同じです.

表 2.5.1　データ

薬A

No.	血糖値の差
1	110
2	65
3	78
⋮	⋮
14	95
15	92

薬B

No.	血糖値の差
1	124
2	89
3	81
⋮	⋮
14	89
15	114

薬C

No.	血糖値の差
1	84
2	59
3	62
⋮	⋮
14	68
15	77

次は，1元配置の分散分析の出力結果です.

分散分析

血糖値差

	平方和	自由度	平均平方	F 値	有意確率
グループ間	6106.800	2	3053.400	3.968	.026
グループ内	32322.000	42	769.571		
合計	38428.800	44			

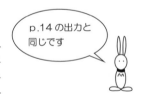

p.14 の出力と同じです

この出力結果をみると

　　　有意確率 0.026 ≦ 有意水準 0.05

なので，仮説 H_0 は棄てられます.

　したがって，3種類の薬の効果に

差があることがわかりました.

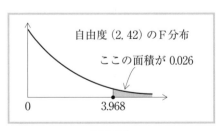

自由度（2, 42）のF分布

ここの面積が 0.026

0　　　　　3.968

図 2.5.3

次は，クラスカル・ウォリスの検定の出力結果です．

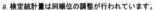

独立サンプルによる Kruskal-Wallis の検定の要約

合計数	45
検定統計量	7.737[a]
自由度	2
漸近有意確率 (両側検定)	.021

a. 検定統計量は同順位の調整が行われています．

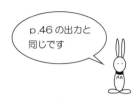

p.46 の出力と
同じです

この出力結果を見ると

　　　　漸近有意確率 $0.021 \leqq$ 有意水準 0.05

なので，仮説は棄てられます．

したがって，3種類の薬の効果に
差があることがわかりました．

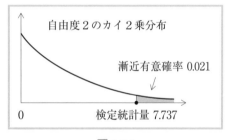

自由度2のカイ2乗分布

漸近有意確率 0.021

0　　　　　　　　検定統計量 7.737

図 2.5.4

ところで，この漸近有意確率 0.021 は，1 元配置の分散分析の有意確率 0.026 と
ほとんど変わりません!!

ということは，正規母集団を仮定しなくても，ノンパラメトリック検定を使えば，
パラメトリック検定と同じような検定ができるわけですね

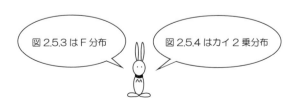

図 2.5.3 は F 分布

図 2.5.4 はカイ 2 乗分布

2.6 フリードマンの検定と多重比較

フリードマンの検定は，反復測定による1元配置の分散分析を
ノンパラメトリックの場合に置き換えた手法です.

次の表 2.6.1 のデータは

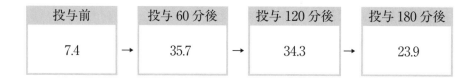

投与前	投与60分後	投与120分後	投与180分後
7.4 →	35.7 →	34.3 →	23.9

のように，対応関係があります.

このような対応を，反復測定といいます.

表 2.6.1　対応のあるデータ（＝反復測定によるデータ）

被験者No.	投与前	投与60分後	投与120分後	投与180分後
1	7.4	35.7	34.3	23.9
2	5.6	30.4	27.4	21.5
3	6.4	38.4	35.1	26.7
4	8.8	33.9	30.9	28.7
5	5.9	31.1	32.9	27.2

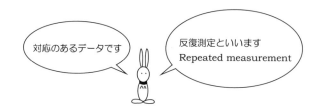

対応のあるデータです

反復測定といいます
Repeated measurement

表 2.6.1 のデータは，次のように入力します.

	🖊 投与前	🖊 投与60分後	🖊 投与120分後	🖊 投与180分後	var	var
1	7.4	35.7	34.3	23.9		
2	5.6	30.4	27.4	21.5		
3	6.4	38.4	35.1	26.7		
4	8.8	33.9	30.9	28.7		
5	5.9	31.1	32.9	27.2		
6						
7		→				
8		ヨコに入力				
9						
10						
11						
12						
13						
14						

・対応のあるデータは
　ヨコに入力
・対応のないデータは
　タテに入力

この変数は
数値データなので
尺度はスケール
に設定します

表 2.6.1 のデータを使って
　一般線型モデル　→　反復測定
をすると、次のような出力になります

被験者内効果の検定

測定変数名: MEASURE_1

ソース		タイプⅢ 平方和	自由度	平均平方	F 値	有意確率
時間	球面性の仮定	2300.842	3	766.947	174.511	<.001
	Greenhouse-Geisser	2300.842	2.150	1070.196	174.511	<.001
	Huynh-Feldt	2300.842	3.000	766.947	174.511	<.001
	下限	2300.842	1.000	2300.842	174.511	<.001

2.7 フリードマンの検定と多重比較の手順

【統計処理の手順】

手順 1 分析(A) のメニューから ノンパラメトリック検定(N) を選択.
さらに, 対応サンプル(R) を選択します.

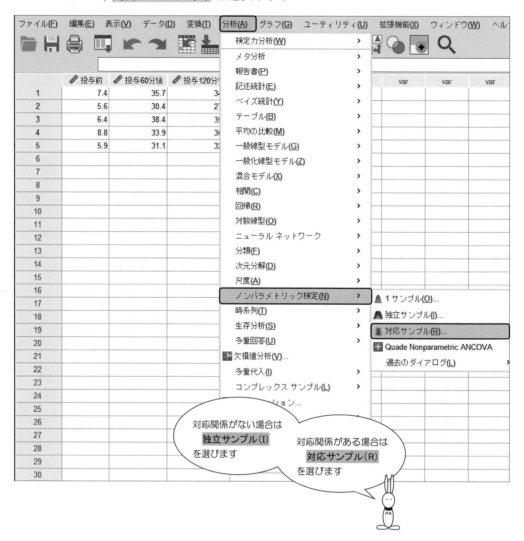

対応関係がない場合は
独立サンプル(I)
を選びます

対応関係がある場合は
対応サンプル(R)
を選びます

手順② 次の対応サンプルの画面になったら，

　　　　　○ 分析のカスタマイズ(C)

をチェックします．

そして，フィールド をクリック.

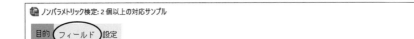

ノンパラメトリック検定: 2 個以上の対応サンプル　　　　　　　　　　　　　　　×

目的　フィールド　設定

1 つまたは複数のノンパラメトリック検定を使用して 2 つ以上の対応フィールドの差分を識別します。ノンパラメトリック検定は、データが正規分布となると仮定しません。

┌ 目的は？ ───
各目的は、必要に応じてさらにカスタマイズできる「設定」タブのデフォルト設定に対応しています。

○ 観測データを仮説と自動的に比較する(U)

◉ 分析のカスタマイズ(C)
└───

┌ 説明 ───
分析をカスタマイズすると、実行する検定およびオプションのコントロールを調整できます。　「設定」タブで使用できる他の検定は、周辺等質性検定、符号検定、2 サンプルの Hodges-Lehmann 検定です。　Kendall の一致係数も使用できます。
└───

　　　　　　　▷ 実行　貼り付け(P)　戻す(R)　キャンセル　❷ ヘルプ

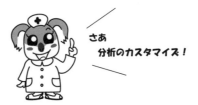

さあ
分析のカスタマイズ！

手順③ 次のフィールドの画面になったら,

投与前, 投与 60 分後, 投与 120 分後, 投与 180 分後

を 検定フィールド(T) に移動します.

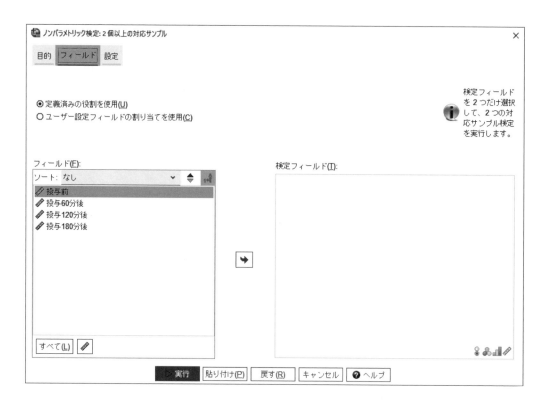

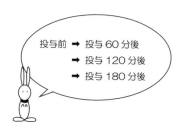

投与前 → 投与 60 分後
→ 投与 120 分後
→ 投与 180 分後

手順④ 次のように，フィールド(F) の変数を，それぞれ移動したら，
設定をクリックします．

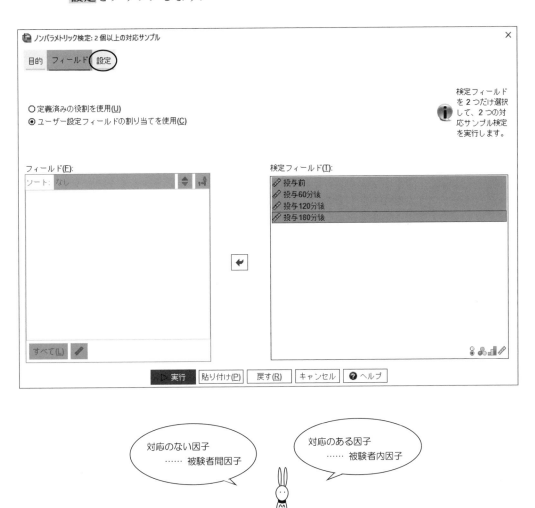

ノンパラメトリック検定: 2 個以上の対応サンプル   ✕

目的　フィールド　設定

○ 定義済みの役割を使用(U)
⦿ ユーザー設定フィールドの割り当てを使用(C)

検定フィールド
を 2 つだけ選択
して，2 つの対
応サンプル検定
を実行します．

フィールド(F):   検定フィールド(T):
ソート: なし   📎 投与前
                                                   📎 投与60分後
                                                   📎 投与120分後
                                                   📎 投与180分後

すべて(L)　✏

▷ 実行　貼り付け(P)　戻す(R)　キャンセル　❓ ヘルプ

対応のない因子
　…… 被験者間因子

対応のある因子
　…… 被験者内因子

手順5 次の設定の画面になったら，

      ○ 検定のカスタマイズ(C)

の中から，

      □ Friedman(kサンプル)(V)

を選択します．

あとは，　実行　ボタンをマウスでカチッ！

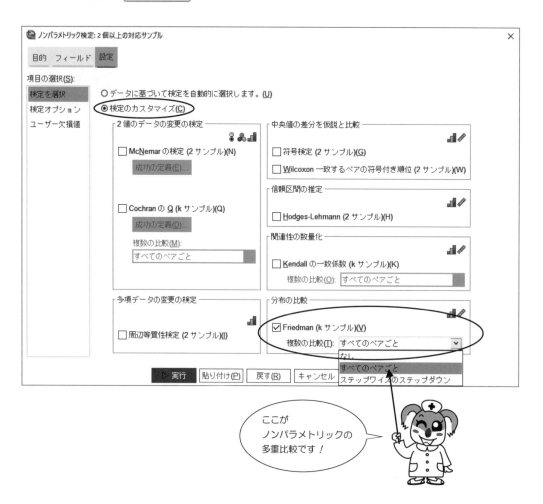

ここが
ノンパラメトリックの
多重比較です！

表 2.7.1　このデータは 2 元配置？　それとも反復測定？

	B_1	B_2	B_3	B_4
A_1	▨	▨	▨	▨
A_2	▨	▨	▨	▨
A_3	▨	▨	▨	▨

その 1.　　この表を

A_1　A_2　A_3	を因子 A

B_1　B_2　B_3　B_4	を因子 B

と考えれば

"くり返しのない 2 元配置のデータ"

となります.

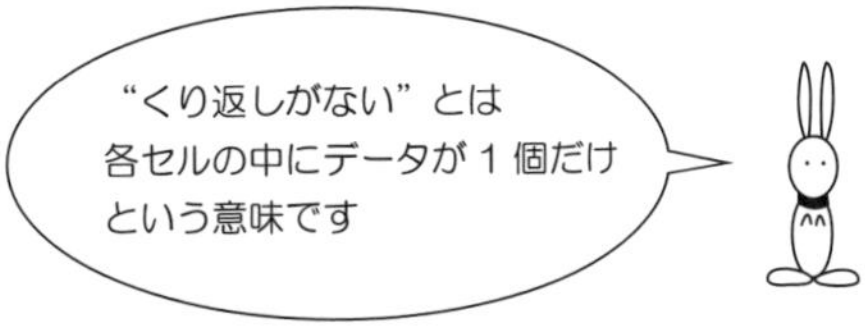

> "くり返しがない" とは
> 各セルの中にデータが 1 個だけ
> という意味です

その 2.　　この表を

$B_1 \rightarrow B_2 \rightarrow B_3 \rightarrow B_4$	を対応関係

と考えれば

"反復測定によるデータ"

となります.

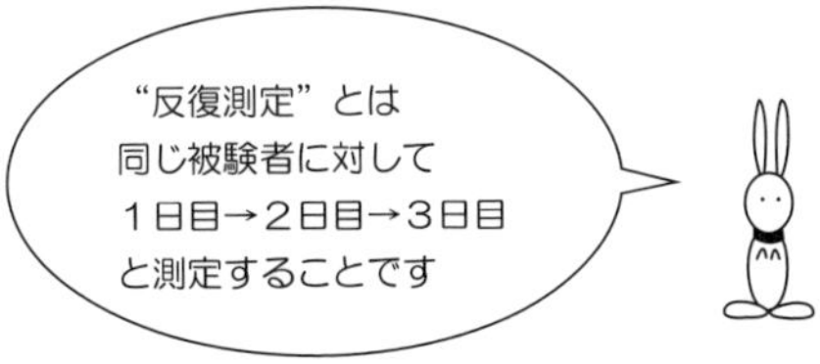

> "反復測定" とは
> 同じ被験者に対して
> 1 日目→ 2 日目→ 3 日目
> と測定することです

【SPSS による出力・その1】 ──フリードマンの検定と多重比較──

仮説検定の要約

	帰無仮説	検定	有意確率[a,b]	決定
1	投与前、投与60分後、投与120分後 および 投与180分後の分布は同じです。	対応サンプルによるFriedman の順位付けによる変数の双方向分析	.003	帰無仮説を棄却します。

a. 有意水準は .050 です。

b. 漸近的な有意確率が表示されます。

対応サンプルによる Friedman の順位付けによる変数の双方向分析

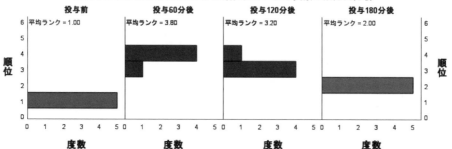

投与前	投与60分後	投与120分後	投与180分後
平均ランク = 1.00	平均ランク = 3.80	平均ランク = 3.20	平均ランク = 2.00

対応サンプルによる Friedman の順位付けによる変数の双方向分析の要約

合計数	5
検定統計量	14.040
自由度	3
漸近有意確率 (両側検定)	.003 ← ①

【出力結果の読み取り方・その1】 ——フリードマンの検定と多重比較——

←① 有意確率と有意水準を比較すると

漸近有意確率 0.003 ≦ 有意水準 0.05

なので, 仮説 H_0 は棄てられます.

　したがって,

　　"投与前, 投与60分後, 投与120分後, 投与180分後で差がある"

ということがわかりました.

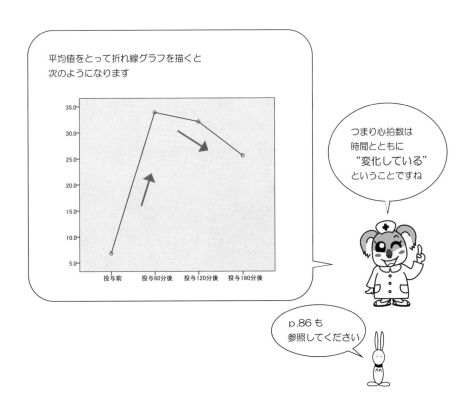

平均値をとって折れ線グラフを描くと
次のようになります

つまり心拍数は
時間とともに
"変化している"
ということですね

p.86 も
参照してください

【SPSS による出力・その2】 ──フリードマンの検定と多重比較──

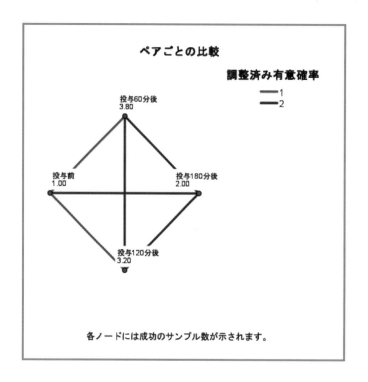

ペアごとの比較

調整済み有意確率
━━ 1
━━ 2

投与60分後
3.80

投与前
1.00

投与180分後
2.00

投与120分後
3.20

各ノードには成功のサンプル数が示されます。

ペアごとの比較

Sample 1-Sample 2	検定統計量	標準誤差	標準化検定統計量	有意確率	調整済み有意確率[a]
投与前-投与180分後	-1.000	.816	-1.225	.221	1.000
投与前-投与120分後	-2.200	.816	-2.694	.007	.042
投与前-投与60分後	-2.800	.816	-3.429	<.001	.004
投与180分後-投与120分後	1.200	.816	1.470	.142	.850
投与180分後-投与60分後	1.800	.816	2.205	.027	.165
投与120分後-投与60分後	.600	.816	.735	.462	1.000

← ②

各行は、サンプル1とサンプル2の分布が同じであるという帰無仮説を検定します。
漸近的な有意確率 (両側検定) が表示されます。有意水準は .050 です。

a. Bonferroni 訂正により、複数のテストに対して、有意確率の値が調整されました。

【出力結果の読み取り方・その2】 ——フリードマンの検定と多重比較——

←② 4つのグループから2つのグループを取り出して
組合せを作ったときの比較です.

調整済み有意確率が0.05以下の組合せに
有意差があります.

したがって，有意差のある組合せは

● 投与前 と 投与後120分

● 投与前 と 投与後60分

となります.

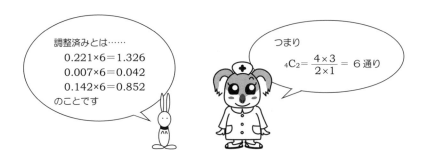

調整済みとは……
0.221×6＝1.326
0.007×6＝0.042
0.142×6＝0.852
のことです

つまり
$_4C_2 = \dfrac{4 \times 3}{2 \times 1} = 6$ 通り

第3章 2元配置の分散分析

3.1 2元配置の分散分析のはなし

2元配置の分散分析とは，次のようなデータの型に関する差の検定のことです．

表 3.1.1　2元配置のデータの型

因子A＼因子B	水準B$_1$	水準B$_2$	水準B$_3$
水準A$_1$			
水準A$_2$			
水準A$_3$			
水準A$_4$			

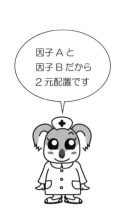

因子Ａと
因子Ｂだから
２元配置です

このように因子が2つあるので，2元配置の分散分析では，次の3通りが考えられます．

　　　その1.　対応のない因子と対応のない因子の場合

　　　その2.　対応のない因子と対応のある因子の場合

　　　その3.　対応のある因子と対応のある因子の場合

第3章では，その1.とその2.について，取り上げます．

64

その1. 対応のない因子と対応のない因子の例——ふつうの分散分析

表 3.1.2　薬剤の効果を調べる

薬剤の量　　　薬剤の時間		水準B₁ 100μg	水準B₂ 600μg	水準B₃ 2400μg
水準 A₁	3時間	13.2 15.7 11.9	16.1 15.7 15.1	9.1 10.3 8.2
水準 A₂	6時間	22.8 25.7 18.5	24.5 21.2 24.2	11.9 14.3 13.7
水準 A₃	12時間	21.8 26.3 32.1	26.9 31.3 28.3	15.1 13.6 16.2
水準 A₄	24時間	25.7 28.8 29.5	30.1 33.8 29.6	15.2 17.3 14.8

← 対応のない因子B

➡ 対応のない因子A

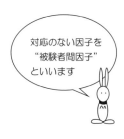

対応のない因子を
"被験者間因子"
といいます

その2. 対応のない因子と対応のある因子の例——反復測定による分散分析

表 3.1.3　2種類の飲料水摂取後の心拍数

被験者	飲料水Aにおける心拍数の変化		
	運動前	90分後	180分後
A₁	44	120	153
A₂	61	119	148
A₃	67	157	167
A₄	60	153	175
A₅	61	139	162

← 対応のある因子

　運動前→90分後→180分後

被験者	飲料水Bにおける心拍数の変化		
	運動前	90分後	180分後
B₁	51	100	110
B₂	62	109	117
B₃	56	134	139
B₄	57	140	161
B₅	59	126	137

↘ 対応のない因子

　飲料水A

　飲料水B

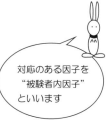

対応のある因子を
"被験者内因子"
といいます

3.2 対応のない因子と対応のない因子の 2 元配置

手順 1. はじめに，2 つの因子 A と B の交互作用の検定をします．

仮説 H_0：2 つの因子の間に交互作用 $\boxed{A \times B}$ は存在しない

この仮説 H_0 が棄てられると交互作用が存在するので，
2 元配置の分散分析表による，因子の差の検定は
意味がありません．

交互作用
☞p.214

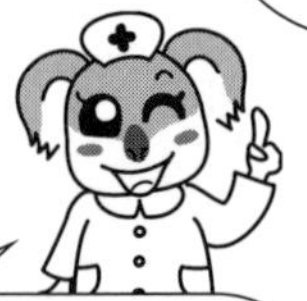

交互作用が存在するときは……

① 因子 A の水準 A_i について
　因子 B の 1 元配置の分散分析をします
② 因子 B の水準 B_j について
　因子 A の 1 元配置の分散分析をします

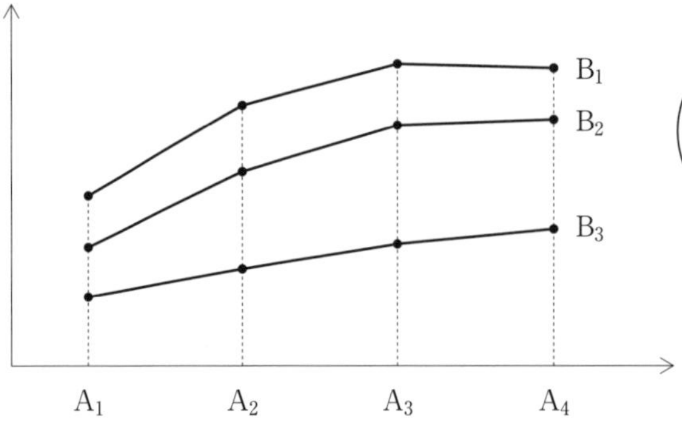

B_1
B_2
B_3

A_1　　A_2　　A_3　　A_4

交互作用が存在するとき
下位検定という手法もあります
［SPSS による分散分析・
　混合モデル・多重比較の手順］
を参照してください

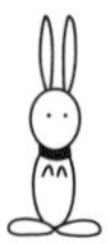

手順 2. 仮説 H_0 が棄てられないときは,

"2つの因子の間に交互作用は存在しない"

と考えて, 因子 A について

仮説 H_0:水準 A_1, A_2, A_3, A_4 間に差はない

の検定や, 因子 B について

仮説 H_0:水準 B_1, B_2, B_3 間に差はない

の検定に入ります.

手順 3. 因子 A や因子 B についての仮説 H_0 が棄てられると,

因子の水準間に差があるので, ここから

"多重比較"

に入ります.

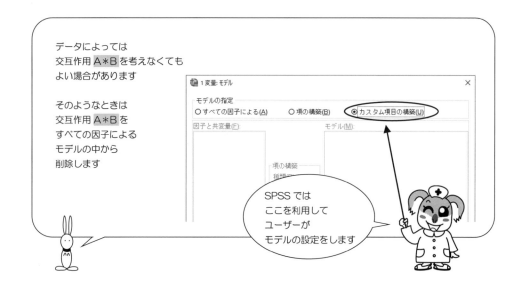

データによっては
交互作用 A＊B を考えなくても
よい場合があります

そのようなときは
交互作用 A＊B を
すべての因子による
モデルの中から
削除します

SPSS では
ここを利用して
ユーザーが
モデルの設定をします

次のデータは，糖尿病患者 48 人の食事療法と運動療法を組み合わせたときのヘモグロビン A_{1C}（HbA_{1C}）を測定した結果です．

表 3.2.1　データ

食事 ＼ 運動	寝ている	散　歩	ジョギング	水　泳
1200 kcal	7.6	7.4	6.8	6.8
	7.6	6.7	5.2	6.4
	6.4	8.3	6.7	7.1
	8.5	8.2	6.1	8.2
1600 kcal	7.3	8.6	7.2	6.5
	8.1	7.2	6.5	6.9
	8.3	8.5	5.5	7.0
	7.5	7.6	7.3	6.8
2000 kcal	8.2	7.9	7.2	7.8
	7.1	8.7	7.4	7.4
	8.4	8.3	8.1	6.8
	7.2	7.5	7.7	7.0

← 運動療法は
4 つの水準に
分かれています

運動 は
対応のない因子
です

↑
食事療法は 3 つの水準に分かれています
食事 は対応のない因子です

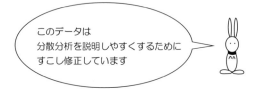

このデータは
分散分析を説明しやすくするために
すこし修正しています

知りたいことは……

　　"4 種類の運動における治療効果に差はあるのか？"

ということです．

【データ入力の型】

表 3.2.1 のデータは，次のように入力します．

対応がない因子は
タテに入力！

	❚ 食事療法	❖ 運動療法	⬮ ヘモグロビン	var
1	1	1	7.6	
2	1	1	7.6	
3	1	1		
4	1	1		
5	2	1		
6	2	1		
7	2	1		
8	2	1		
9	3	1		
10	3	1		
11	3	1		
12	3	1		
13	1	2		
14	1	2		
15	1	2		
16	1	2		
17	2	2		
18	2	2		
19	2	2		
20	2	2		
21	3	2		
22	3	2		
40	1	4		
41	2	4		
42	2	4		
43	2	4		
44	2	4		
45	3	4		
46	3	4		
47	3	4		
48	3	4		
49				

	❚ 食事療法	❖ 運動療法	⬮ ヘモグロビン	var
1	1200kcal	寝ている	7.6	
2	1200kcal	寝ている	7.6	
3	1200kcal	寝ている	6.4	
4	1200kcal	寝ている	8.5	
5	1600kcal	寝ている	7.3	
6	1600kcal	寝ている	8.1	
7	1600kcal	寝ている	8.3	
8	1600kcal	寝ている	7.5	
9	2000kcal	寝ている	8.2	
10	2000kcal	寝ている	7.1	
11	2000kcal	寝ている	8.4	
12	2000kcal	寝ている	7.2	
13	1200kcal	散歩	7.4	
14	1200kcal	散歩	6.7	
15	1200kcal	散歩	8.3	
16	1200kcal	散歩	8.2	
17	1600kcal	散歩	8.6	
18	1600kcal	散歩	7.2	
19	1600kcal	散歩	8.5	
20	1600kcal	散歩	7.6	
21	2000kcal	散歩		
22	2000kcal	散歩		
40				
41				
42				
43				
44				
45				
46				
47				
48				
49				

食事療法：1200kcal …… 1
　　　　　1600kcal …… 2
　　　　　2000kcal …… 3

運動療法：寝ている ……… 1
　　　　　散歩 ………… 2
　　　　　ジョギング …… 3
　　　　　水泳 ………… 4

3.3 対応のない因子と対応のない因子の分散分析の手順

【統計処理の手順】

手順① 分析(A) のメニューから 一般線型モデル(G) を選択.

続いて，1変量(U) を選択します.

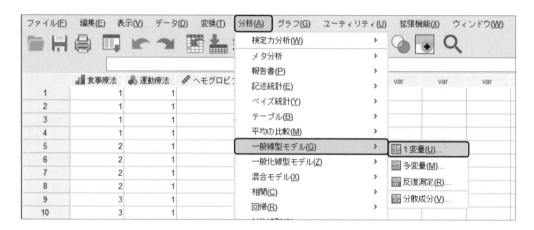

手順② 次のように，ヘモグロビンを 従属変数(D) へ，食事療法と運動療法を
固定因子(F) へ移動し，その後の検定(H) をクリック.

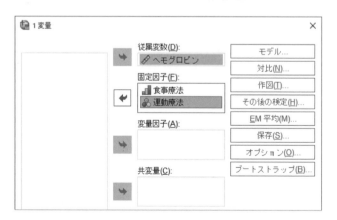

手順 ③ 次の画面になったら，運動療法を その後の検定(P) へ移動し，

Tukey(T) をチェックして， 続行 .

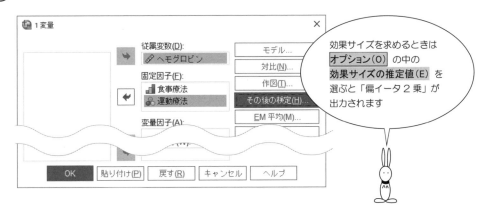

手順 ④ 次の画面にもどったら，あとは， OK ボタンをマウスでカチッ！

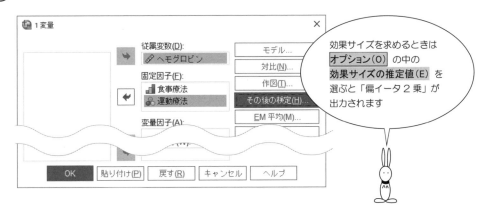

効果サイズを求めるときは オプション(O) の中の 効果サイズの推定値(E) を 選ぶと「偏イータ2乗」が 出力されます

【SPSS による出力・その1】　——対応のない因子と対応のない因子の分散分析——

被験者間効果の検定

従属変数：　ヘモグロビン

ソース	タイプⅢ平方和	自由度	平均平方	F 値	有意確率	
修正モデル	14.752[a]	11	1.341	3.258	.004	
切片	2603.380	1	2603.380	6325.067	<.001	
食事療法	2.465	2	1.233	2.995	.063	← ②
運動療法	9.606	3	3.202	7.779	<.001	← ③
食事療法 * 運動療法	2.681	6	.447	1.086	.389	← ①
誤差	14.817	36	.412			
総和	2632.950	48				
修正総和	29.570	47				

a. R2 乗 = .499 (調整済み R2 乗 = .346)

【出力結果の読み取り方・その1】

↑①　2元配置の分散分析では，はじめに，交互作用の検定をします．

　　　　仮説 H_0：食事療法と運動療法の間に交互作用はない

　　　　F 値（検定統計量）= 1.086,　　有意確率 = 0.389

となっています．

　　　　有意確率 0.389 ＞有意水準 0.05

なので，仮説 H_0 は棄てられません．

　　したがって，食事療法と運動療法の間に

交互作用はない

と仮定してよさそうです．

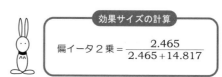

効果サイズの計算

$$偏イータ2乗 = \frac{2.465}{2.465 + 14.817}$$

←② 続いて，食事療法についての差の検定をします．

仮説 H_0：1200 kcal，1600 kcal，2000 kcal の間に差はない

F 値（検定統計量）＝2.995，　有意確率＝0.063

となっています．

有意確率 0.063 ＞有意水準 0.05

なので，仮説 H_0 は棄てられません．

したがって，1200 kcal，1600 kcal，2000 kcal の 3 つの水準間に

差があるとはいえません．

←③ 続いて，運動療法についての差の検定をします．

仮説 H_0：寝ている，散歩，ジョギング，水泳の間に差はない

F 値（検定統計量）＝7.779，　有意確率＝0.000

となっています．

有意確率 0.000 ≦有意水準 0.05

なので，仮説 H_0 は棄てられます．

したがって，寝ている，散歩，ジョギング，水泳の 4 つの水準間には

差があることがわかりました．

次は，多重比較ですね！

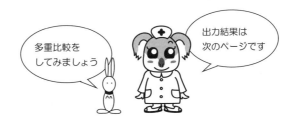

多重比較を
してみましょう

出力結果は
次のページです

【SPSS による出力・その2】　──対応のない因子と対応のない因子の分散分析──

その後の検定

多重比較

従属変数: ヘモグロビン
Tukey HSD

(I) 運動療法	(J) 運動療法	平均値の差 (I-J)	標準誤差	有意確率	95% 信頼区間 下限	95% 信頼区間 上限
寝ている	散歩	-.225	.2619	.826	-.930	.480
	ジョギング	.875*	.2619	.010	.170	1.580
	水泳	.625	.2619	.098	-.080	1.330
散歩	寝ている	.225	.2619	.826	-.480	.930
	ジョギング	1.100*	.2619	<.001	.395	1.805
	水泳	.850*	.2619	.013	.145	1.555
ジョギング	寝ている	-.875*	.2619	.010	-1.580	-.170
	散歩	-1.100*	.2619	<.001	-1.805	-.395
	水泳	-.250	.2619	.776	-.955	.455
水泳	寝ている	-.625	.2619	.098	-1.330	.080
	散歩	-.850*	.2619	.013	-1.555	-.145
	ジョギング	.250	.2619	.776	-.455	.955

観測平均値に基づいています。
誤差項は平均平方 (誤差) = .412 です。　↑
　　　　　　　　　　　　　　　　　　　　④
　*. 平均値の差は .05 水準で有意です。

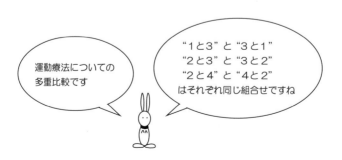

運動療法についての多重比較です

"1と3" と "3と1"
"2と3" と "3と2"
"2と4" と "4と2"
はそれぞれ同じ組合せですね

←④　多重比較の見方はカンタンです.

　　＊印の付いているところに差があります.

　　したがって，差のある組合せは

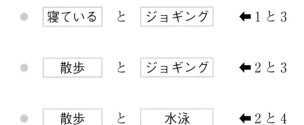

●　寝ている　と　ジョギング　←1と3

●　散歩　と　ジョギング　←2と3

●　散歩　と　水泳　←2と4

　の3組です！

効果サイズの出力です

ソース	タイプ III 平方和	F 値	有意確率	偏イータ 2 乗
修正モデル	14.752ª	3.258	.004	.499
切片	2603.380	6325.067	<.001	.994
食事療法	2.465	2.995	.063	.143
運動療法	9.606	7.779	<.001	.393
食事療法 * 運動療法	2.681	1.086	.389	.153

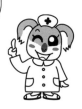

3.4 対応のない因子と対応のある因子の 2 元配置

手順 1. はじめに，2 つの因子 A と B の交互作用の検定をします．

仮説 H_0：2 つの因子の間に交互作用 $\boxed{A \times B}$ はない

手順 2. この仮説が棄却されると，交互作用が存在することになります．

交互作用をグラフで表現すると，次のようになります．

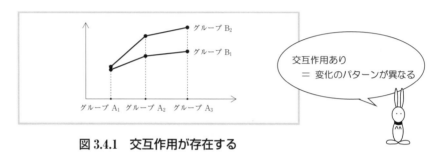

図 3.4.1　交互作用が存在する

つまり，変化のパターンが異なっている．

仮説が棄てられないときは，交互作用が存在しないと考えられるので，グラフで表現すると，次のようになります．

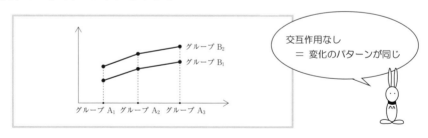

図 3.4.2　交互作用が存在しない

つまり，変化のパターンは同じである．

次のデータは，ブドウ糖負荷試験におけるインスリン分泌動態調査の結果です.

それぞれのグループにおけるインスリンの変化のパターンに，差はあるのでしょうか？

表 3.4.1　正常な人のグループ

被験者No.	投与前	60分後	120分後	180分後
A_1	9.7	40.5	32.5	15.4
A_2	10.1	36.5	35.1	17.5
A_3	9.4	43.5	28.8	19.2
A_4	8.9	38.7	33.8	14.1
A_5	11.1	45.3	36.1	18.9

表 3.4.2　境界型の人のグループ

被験者No.	投与前	60分後	120分後	180分後
B_1	7.4	35.7	34.3	23.9
B_2	5.6	30.4	27.4	21.5
B_3	6.4	38.4	35.1	26.7
B_4	8.8	33.9	30.9	28.7
B_5	5.9	31.1	32.9	27.2

表 3.4.3　糖尿病の人のグループ

被験者No.	投与前	60分後	120分後	180分後
C_1	5.4	10.1	15.4	14.7
C_2	6.2	15.9	20.8	16.2
C_3	5.5	18.8	19.4	17.1
C_4	3.9	19.1	19.8	15.6
C_5	4.9	11.3	12.4	10.5

【データ入力の型】

表 3.4.1〜3.4.3 のデータは，次のように入力します．

	♣ グループ	✎ 投与前	✎ 投与60分後	✎ 投与120分後	✎ 投与180分後	var
1	1	9.7	40.5	32.5	15.4	
2	1	10.1	36.5	35.1	17.5	
3	1	9.4	43.5	28.8	19.2	
4	1	8.9	38.7	33.8	14.1	
5	1	11.1	45.3	36.1	18.9	
6	2	7.4	35.7	34.3	23.9	
7	2	5.6	30.4	27.4	21.5	
8	2	6.4	38.4	35.1	26.7	
9	2	8.8	33.9	30.9	28.7	
10	2	5.9	31.1	32.9	27.2	
11	3					
12	3					
13	3					
14	3					
15	3					
16						

対応のある因子は
ヨコに入力！

	♣ グループ	✎ 投与前	✎ 投与60分後	✎ 投与120分後	✎ 投与180分後	var
1	正常	9.7	40.5	32.5	15.4	
2	正常	10.1	36.5	35.1	17.5	
3	正常	9.4	43.5	28.8	19.2	
4	正常	8.9	38.7	33.8	14.1	
5	正常	11.1	45.3	36.1	18.9	
6	境界型	7.4	35.7	34.3	23.9	
7	境界型	5.6	30.4	27.4	21.5	
8	境界型	6.4	38.4	35.1	26.7	
9	境界型	8.8	33.9	30.9	28.7	
10	境界型	5.9	31.1	32.9	27.2	
11	糖尿病	5.4	10.1	15.4	14.7	
12	糖尿病	6.2	15.9	20.8	16.2	
13	糖尿病	5.5	18.8	19.4	17.1	
14	糖尿病	3.9	19.1	19.8	15.6	
	糖尿病	4.9	11.3	12.4	10.5	

値ラベルを
つけました

対応のない因子は
タテに入力！

グループ：正　常 …… 1
　　　　　境界型 …… 2
　　　　　糖尿病 …… 3

各データは ✎ です

3.5 対応のない因子と対応のある因子の分散分析の手順

【統計処理の手順】

手順 1 分析(A) のメニューから 一般線型モデル(G) を選択.

さらに，反復測定(R) を選択します.

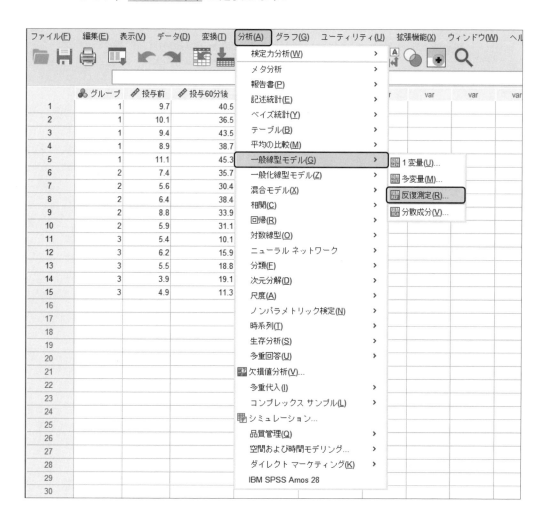

手順 2 被験者内因子名(W) に時間と入れます．水準は投与前，60 分後，120 分後，180 分後の 4 つですから，水準数(L) に 4 と入力．

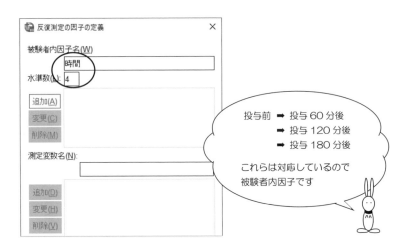

投与前 ➡ 投与 60 分後
➡ 投与 120 分後
➡ 投与 180 分後

これらは対応しているので
被験者内因子です

手順 3 追加(A) をクリックして，時間(4)となったら，定義(F) をクリック．

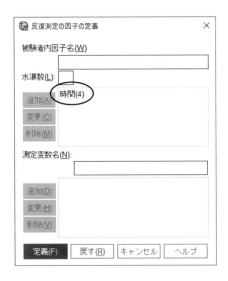

手順④ 被験者内変数(W) に，投与前から投与 180 分までを次々に移動.

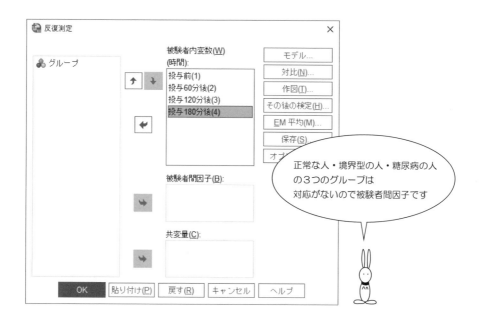

手順⑤ 続いて，被験者間因子(B) にはグループを移動し，作図(T) をクリック.

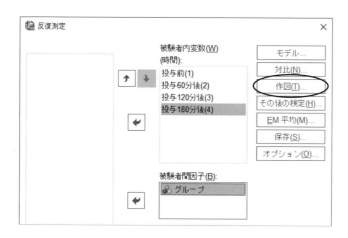

手順 6 次の作図の画面になったら，時間を 横軸(H) へ，
グループを 線の定義変数(S) へ移動し，
追加(A) をクリックします．

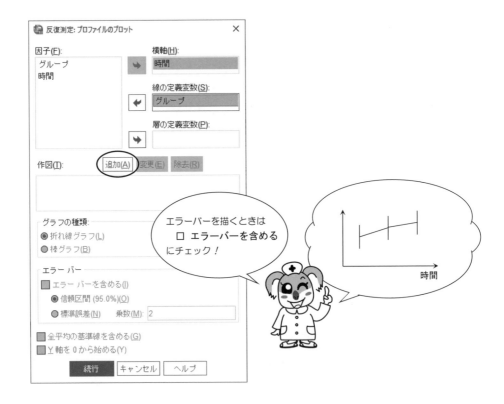

手順⑦ 作図(T) のワクの中が，次のようになるので， 続行 をクリック.

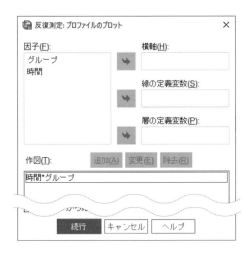

手順⑧ 次の画面にもどったら，あとは

OK ボタンをマウスでカチッ！

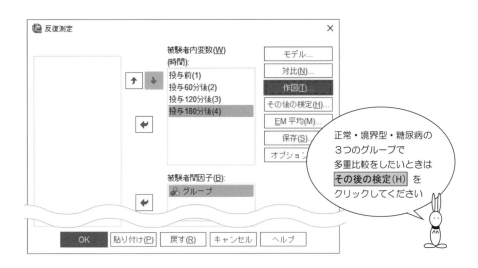

正常・境界型・糖尿病の
3つのグループで
多重比較をしたいときは
その後の検定(H) を
クリックしてください

【SPSS による出力・その1】 ——対応のない因子と対応のある因子の分散分析——

Mauchly の球面性検定[a]

被験者内効果	Mauchly の W	近似カイ2乗	自由度	有意確率	Greenhouse-Geisser	Huynh-Feldt	下限
時間	.746	3.148	5	.678	.861	1.000	.333	← ①

正規直交した変換従属変数の誤差共分散行列が単位行列に比例するという帰無仮説を検定します。

被験者内効果の検定

測定変数名: MEASURE_1

ソース		タイプ III 平方和	自由度	平均平方	F 値	有意確率
時間	球面性の仮定	4738.413	3	1579.471	323.114	<.001
	Greenhouse-Geisser	4738.413	2.582	1834.850	323.114	<.001
	Huynh-Feldt	4738.413	3.000	1579.471	323.114	<.001
	下限	4738.413	1.000	4738.413	323.114	<.001	← ②
時間 * グループ	球面性の仮定	1080.497	6	180.083	36.840	<.001
	Greenhouse-Geisser	1080.497	5.165	209.200	36.840	<.001
	Huynh-Feldt	1080.497	6.000	180.083	36.840	<.001
	下限	1080.497	2.000	540.249	36.840	<.001
誤差 (時間)	球面性の仮定	175.978	36	4.888		
	Greenhouse-Geisser	175.978	30.989	5.679		
	Huynh-Feldt	175.978	36.000	4.888		
	下限	175.978	12.000	14.665		

$$\text{誤差共分散行列} = \sigma^2 \cdot \begin{bmatrix} 1 & 0 & 0 \\ 0 & 1 & 0 \\ 0 & 0 & 1 \end{bmatrix} = \begin{bmatrix} \sigma^2 & 0 & 0 \\ 0 & \sigma^2 & 0 \\ 0 & 0 & \sigma^2 \end{bmatrix}$$

$$\text{単位行列} = \begin{bmatrix} 1 & 0 & 0 \\ 0 & 1 & 0 \\ 0 & 0 & 1 \end{bmatrix}$$

球面性とはこんな感じ?

【出力結果の読み取り方・その1】　——対応のない因子と対応のある因子の分散分析——

←①　Mauchly の球面性の検定です.

この検定で, 有意確率≦有意水準 0.05 のときは,

球面性の仮定が成り立たないので,

Greenhouse – Geisser や Huynh – Feldt によるイプシロンの修正が

必要となります.

このデータでは, **有意確率 0.678** が有意水準 0.05 より大きいので,

球面性の仮定が成り立っていると考えられます.

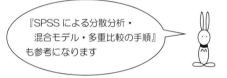

『SPSS による分散分析・
混合モデル・多重比較の手順』
も参考になります

←②　次に, 被験者内効果の検定の交互作用を見ます.

仮説 H_0：時間とグループの間に交互作用はない

有意確率 0.000 ≦有意水準 0.05

なので, 仮説 H_0 は棄てられます.

したがって, 時間とグループの間に交互作用があることがわかりました.

"交互作用がある" とは, 何を意味しているのでしょうか?

次のグラフを見ると, その意味がすぐにわかります.

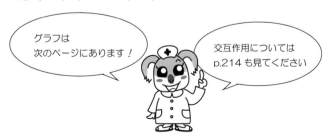

グラフは
次のページにあります！

交互作用については
p.214 も見てください

【SPSS による出力・その 2】 ——対応のない因子と対応のある因子の分散分析——

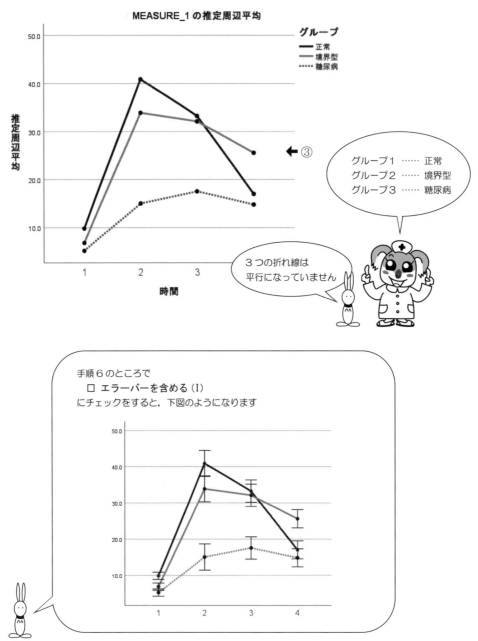

←③　この 3 本の線は，それぞれのグループの変化のパターンを示しています.
　　ところが，グラフを見ると……

　グループ 1

　　　正常なグループでは，投与後 60 分でインスリンが増加しますが，
　　180 分後には投与前の状態にもどっています.

　グループ 2

　　　境界型のグループでは，投与後 180 分たってもインスリンが
　　あまり減少していません.

　グループ 3

　　　糖尿病のグループでは，投与後もインスリンは
　　それほど増加していません.

　　つまり，3 つのグループの変化のパターンはそれぞれ異なっています！
　これが交互作用時間＊グループなのです.

　　したがって，交互作用の存在は
　　　　　　“3 つのグループの変化のパターンに違いがある”
　ということを示しています.

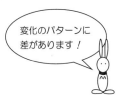

変化のパターンに
差があります！

第4章 ベイズ統計による分散分析

4.1 ベイズ統計のはなし

ベイズ統計とは，次のベイズの定理を出発点とする

　　　条件付確率の統計学

のことです．

ベイズの定理

$$\Pr(A \mid B) = \frac{\Pr(B \mid A)}{\Pr(B)} \times \Pr(A)$$

このとき

● 　$\Pr(A)$　……事象 A の事前確率

● 　$\Pr(A \mid B)$…事象 B が与えられたときの

　　　　　　　　事象 A の事後確率

といいます．

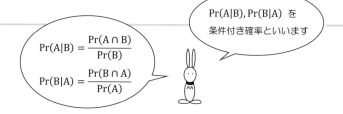

$$\Pr(A|B) = \frac{\Pr(A \cap B)}{\Pr(B)}$$

$$\Pr(B|A) = \frac{\Pr(B \cap A)}{\Pr(A)}$$

$\Pr(A|B), \Pr(B|A)$ を
条件付き確率といいます

SPSS のベイズ統計は，次のようになっています．

ファイル(F)	編集(E)	表示(V)	データ(D)	変換(T)	分析(A)	グラフ(G)	ユーティリティ(U)	拡張機能(X)	ウィンドウ(W)	ヘ

					検定力分析(W)	>	
					メタ分析	>	
					報告書(P)	>	
					記述統計(E)	>	
var	var	var	var		ベイズ統計(Y)	>	var var var
1					テーブル(B)	>	
2					平均の比較(M)	>	1 サンプルの正規分布(N)
3					一般線型モデル(G)	>	1 サンプルの 2 項分布(M)
4					一般化線型モデル(Z)	>	1 サンプルのポアソン分布(P)
5					混合モデル(X)	>	対応サンプルの正規分布(R)
6					相関(C)	>	独立サンプルの正規分布(I)
7					回帰(R)	>	Pearson の相関(C)
8					対数線型(O)	>	線型回帰(L)
9					ニューラル ネットワーク	>	一元配置分散分析(W)
10					分類(F)	>	対数線型モデル(O)
11					次元分解(D)	>	一元配置反復測定分散分析(T)
12							
13							
14							

このベイズ統計(Y)を利用すると，

⚫ 事後分布の評価(Z)による
　　未知パラメータの推定

⚫ ベイズ因子(E)による
　　2つのモデルの比較

をすることができます．

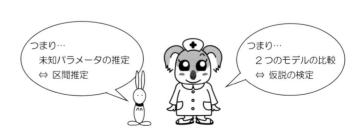

つまり…
未知パラメータの推定
⇔ 区間推定

つまり…
2つのモデルの比較
⇔ 仮説の検定

次のデータは，3種類の麻酔薬による持続時間を測定した結果です．

表 4.1.1　3 種類の麻酔薬の持続時間

エチドカイン

No	時間
1	43.6
2	56.8
3	27.3
4	35.0
5	48.4
6	42.4
7	25.3
8	51.7

プロピトカイン

No	時間
1	27.4
2	38.9
3	59.4
4	43.2
5	15.9
6	22.2
7	52.4

リドカイン

No	時間
1	18.3
2	21.7
3	29.5
4	15.6
5	9.7
6	16.0
7	7.5

このデータを使って

　　　ベイズ統計（Y）　⇨　一元配置分散分析（W）

をおこなうと，

SPSS による出力は，右ページのようになります．

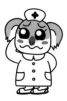

信頼区間 = confidence interval
信用区間 = credible interval

【SPSS による出力】　　——事後分布の評価（事前の情報がない場合）——

係数のベイズ推定値[a,b,c]

パラメータ	事後分布			95% 信用区間	
	最頻値	平均値	分散	下限	上限
麻酔薬 = エチドカイン	41.313	41.313	20.300	32.392	50.233
麻酔薬 = プロピトカイン	37.057	37.057	23.200	27.521	46.593
麻酔薬 = リドカイン	16.900	16.900	23.200	7.364	26.436

出力結果を見ると

　　各グループの母平均の 95％信用区間は

- エチドカイン　　…　$32.392 \leqq \mu_1 \leqq 50.233$
- プロピトカイン　…　$27.521 \leqq \mu_2 \leqq 46.593$
- リドカイン　　　…　$7.364 \leqq \mu_3 \leqq 26.436$

となります. ☞ p.101

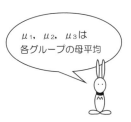

μ_1, μ_2, μ_3は
各グループの母平均

【SPSS による出力】　　——ベイズ因子の推定——

分散分析

持続時間	平方和	自由度	平均平方	F	有意	ベイズ因子[a]
グループ間	2468.072	2	1234.036	8.493	.002	15.267
グループ内	2760.826	19	145.307			
総合計	5228.898	21				

出力結果を見ると

$$\text{ベイズ因子 } \Delta_{10}^{\text{S}} = \frac{\text{モデル } \mathcal{M}_1}{\text{モデル } \mathcal{M}_0} = 15.267 > \boxed{1}$$

となっているので,

モデル $\mathcal{M}_1$ とモデル $\mathcal{M}_0$ を比較したとき

モデル $\mathcal{M}_1$ を支持していることがわかります. ☞ p.97

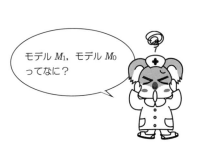

モデル $\mathcal{M}_1$, モデル $\mathcal{M}_0$
ってなに？

【データ入力の型】

表 4.1.1 のデータは，次のように入力します.

	♣麻酔薬	✎持続時間	var	var
1	1	43.6		
2	1	56.8		
3	1	27.3		
4	1	35.0		
5	1	48.4		
6	1	42.4		
7	1	25.3		
8	1	51.7		
9	2	27.4		
10	2	38.9		
11	2	59.4		
12	2	43.2		
13	2	15.9		
14	2	22.2		
15	2	52.4		
16	3	18.3		
17	3	21.7		
18	3	29.5		
19	3	15.6		
20	3	9.7		
21	3	16.0		
22	3	7.5		
23				
24				

	♣麻酔薬	✎持続時間	var	var
1	エチドカイン	43.6		
2	エチドカイン	56.8		
3	エチドカイン	27.3		
4	エチドカイン	35.0		
5	エチドカイン	48.4		
6	エチドカイン	42.4		
7	エチドカイン	25.3		
8	エチドカイン	51.7		
9	プロピトカイン	27.4		
10	プロピトカイン	38.9		
11	プロピトカイン	59.4		
12	プロピトカイン	43.2		
13	プロピトカイン	15.9		
14	プロピトカイン	22.2		
15	プロピトカイン	52.4		
16	リドカイン	18.3		
17	リドカイン	21.7		
18	リドカイン	29.5		
19	リドカイン	15.6		
20	リドカイン	9.7		
21	リドカイン	16.0		
22	リドカイン	7.5		
23				

```
値          ラベル
1  ……   エチドカイン
2  ……   プロピトカイン
3  ……   リドカイン
```

4.2 一元配置分散分析のベイズ因子の手順

【統計処理の手順】

手順 1 分析(A) のメニューから,

ベイズ統計(Y) ⇨ 一元配置分散分析(W)

を選択します.

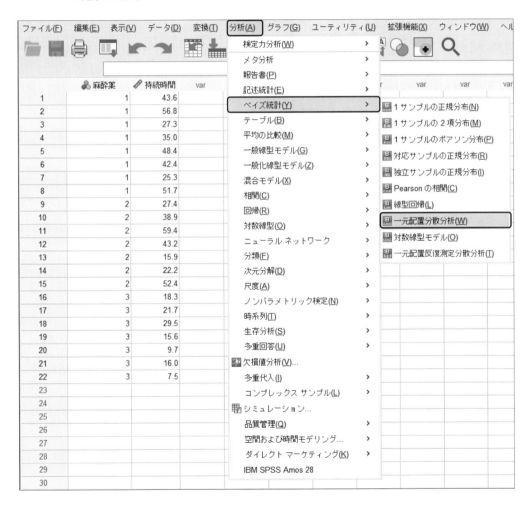

手順② 次の画面になったら

持続時間を 従属変数(D) の中へ移動

麻酔薬を 因子(F) の中へ移動

続いて, …

ベイズ分析のところは

⊙ ベイズ因子の推定(E)

を選択します.

そして, ベイズ因子(Y) をクリック.

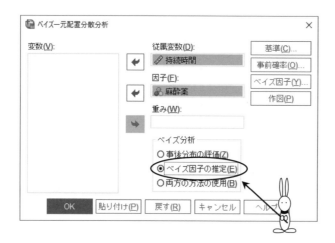

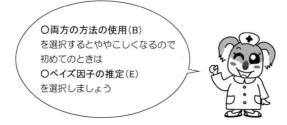

○両方の方法の使用(B)
を選択するとややこしくなるので
初めてのときは
○ベイズ因子の推定(E)
を選択しましょう

手順 3 次のベイズ因子の画面になったら

　　　　⊙　　JZS法(J)

を確認して，このまま 　続行　 ．

　　　　　　　　　　　　　　　他の計算方法も試してみると
　　　　　　　　　　　　　　　ベイズ因子の理解が深まります

手順 4 手順2の画面にもどったら

あとは 　OK　 ボタンをマウスでカチッ!!

【SPSS による出力】 ──ベイズ統計・一元配置分散分析──

分散分析

持続時間	平方和	自由度	平均平方	F	有意	ベイズ因子[a]
グループ間	2468.072	2	1234.036	8.493	.002	15.267
グループ内	2760.826	19	145.307			
総合計	5228.898	21				

a. ベイズ因子: JZS

①

BAYES ANOVA Algorithms によるモデルの式

モデル $\mathcal{M}_1$: $y = 1_n\alpha + X\beta + \varepsilon$

モデル $\mathcal{M}_0$: $y = 1_n\alpha + \varepsilon$

ただし, $y = (y_{11}, \cdots, y_{1n_1}, \cdots, y_{k1}, \cdots, y_{kn_k})^{\mathrm{T}}$

$n = n_1 + n_2 + \cdots + n_k$

$\alpha = \mu_k$

$\beta = (\mu_1 - \mu_k, \mu_2 - \mu_k, \cdots, \mu_{k-1} - \mu_k, 0)^{\mathrm{T}}$

$$X = \begin{bmatrix} 1_{n_1} & 0_{n_1} & \cdots & 0_{n_1} \\ \vdots & \vdots & \ddots & \vdots \\ 0_{n_k} & 0_{n_k} & & 1_{n_k} \end{bmatrix}$$

$\varepsilon \sim \mathrm{Normal}\ (0, \sigma^2 \mathrm{I})$

> T … 転置行列
> k … グループの数
> y_{ij} … 各グループのデータ
> n_i … 各グループの個数
> μ_i … 各グループの平均

【出力結果の読み取り方】 ——ベイズ統計・一元配置分散分析——

← ① ベイズ因子の計算（JZS 法による）

　　　　● モデル $\mathcal{M}_1$ … 対立仮説 H_1：$\boldsymbol{y} = 1_n \alpha + X\beta + \varepsilon$

　　　　● モデル $\mathcal{M}_0$ … 帰無仮説 H_0：$\boldsymbol{y} = 1_n \alpha + \varepsilon$

このとき

$$\text{ベイズ因子 } \Delta_{10}^S = \frac{\text{モデル } \mathcal{M}_1}{\text{モデル } \mathcal{M}_0}$$

$$= 15.267 > \boxed{1}$$

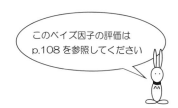

このベイズ因子の評価は
p.108 を参照してください

なので，

モデル $\mathcal{M}_1$ とモデル $\mathcal{M}_0$ を比較したとき

モデル $\mathcal{M}_1$ を支持しています．

　仮説の検定の言葉になおすと

モデル $\mathcal{M}_1$……"対立仮説 H_1：3 つのグループに差がある"

モデル $\mathcal{M}_0$……"帰無仮説 H_0：3 つのグループに差はない"

となるので，

　　　　"3 種類の麻酔薬の持続時間に差がある"

ことがわかります．

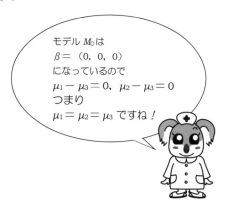

モデル $\mathcal{M}_0$ は
$\beta = (0, 0, 0)$
になっているので
$\mu_1 - \mu_3 = 0$，$\mu_2 - \mu_3 = 0$
つまり
$\mu_1 = \mu_2 = \mu_3$ ですね！

4.3 事後分布の評価の手順（事前の情報が無い場合）

【統計処理の手順】 ——p.93 手順1の続き——

手順 2 次の画面になったら

持続時間 を 従属変数(D) の中へ移動

麻酔薬 を 因子(F) の中へ移動

続いて，…

ベイズ分析のところは

⊙ 事後分布の評価(Z)

を選択します．

そして，事前確率(O) をクリック．

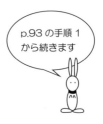

p.93 の手順1
から続きます

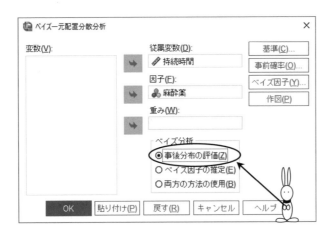

手順 3 次の事前確率の画面になったら

⦿ 参照事前確率(F)

を確認して，このまま 続行 .

手順2の画面にもどったら

あとは OK ボタンをマウスでカチッ!!

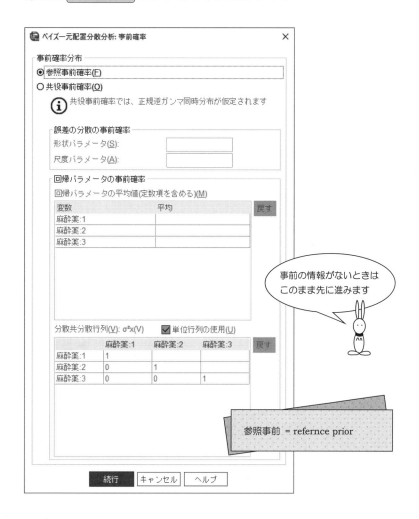

事前の情報がないときは
このまま先に進みます

参照事前 = refernce prior

【SPSS による出力】 ──ベイズ統計・一元配置分散分析──

係数のベイズ推定値[a,b,c]

パラメータ	事後分布			95% 信用区間	
	最頻値	平均値	分散	下限	上限
麻酔薬 = エチドカイン	41.313	41.313	20.300	32.392	50.233
麻酔薬 = プロビトカイン	37.057	37.057	23.200	27.521	46.593
麻酔薬 = リドカイン	16.900	16.900	23.200	7.364	26.436

a. 従属変数: 持続時間

b. モデル: 麻酔薬

c. 標準的な参照事前確率を仮定します。

 ①

誤差分散のベイズ推定値[a]

パラメータ	事後分布			95% 信用区間	
	最頻値	平均値	分散	下限	上限
誤差分散	131.468	162.402	3516.567	84.037	309.978

a. 標準的な参照事前確率を仮定します。

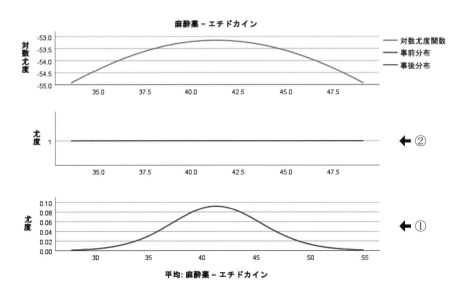

【出力結果の読み取り方】 ——ベイズ統計・一元配置分散分析——

←① 事後分布の95%信用区間

　　3つのグループの事後分布の区間推定は

　　次のようになります.

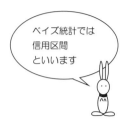

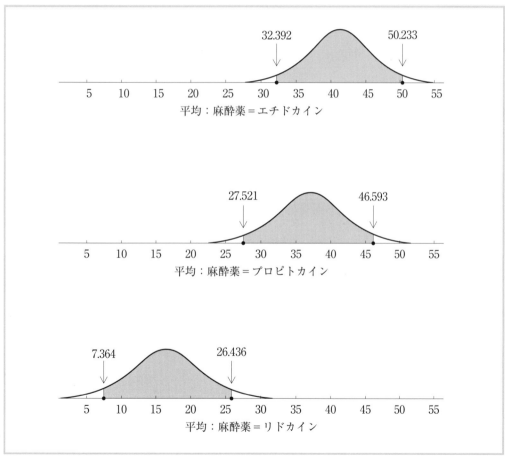

←② 事前分布は一様分布になっています.

ベイズ統計の出発点であるベイズの定理は
条件付確率の問題として，高校の教科書にものっています．

$$\Pr(A \mid B) = \frac{\Pr(A \cap B)}{\Pr(B)}$$

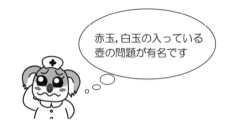

赤玉, 白玉の入っている
壺の問題が有名です

このベイズの定理は

| 事後の情報 | = | 実験の情報 | × | 事前の情報 |

| $\Pr(A \mid B)$ | = | $\dfrac{\Pr(B \mid A)}{\Pr(B)}$ | × | $\Pr(A)$ |

という形をしているので，ベイズ統計では

　　　　"事前確率分布の設定"

は，とても大切な作業になります．

　SPSS のベイズ統計では，事前確率分布の設定として

● 　**参照事前確率**

● 　**共役事前確率**

の 2 通りを用意しています．

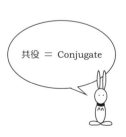

共役 ＝ Conjugate

■事前確率分布を利用する場合

共役事前確率分布の場合

次の正規・逆ガンマ分布を仮定します.

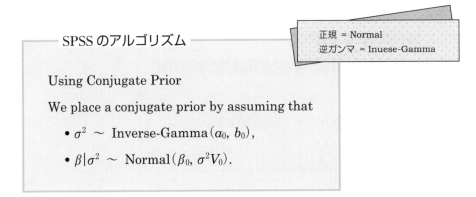

正規 = Normal
逆ガンマ = Inuese-Gamma

SPSS のアルゴリズム

Using Conjugate Prior

We place a conjugate prior by assuming that

- $\sigma^2 \sim$ Inverse-Gamma(a_0, b_0),
- $\beta|\sigma^2 \sim$ Normal$(\beta_0, \sigma^2 V_0)$.

したがって, 共役事前確率を利用するときは

逆ガンマ分布の 2 つのパラメータ

- 形状パラメータ a_0 ☐
- 尺度パラメータ b_0 ☐

を決めなければなりません.

ここでは, §4.3 で得られた, 次の事後分布の出力結果

誤差分散のベイズ推定値[a]

パラメータ	最頻値	事後分布 平均値	分散	95% 信用区間 下限	上限
誤差分散	131.468	162.402	3516.567	84.037	309.978

a. 標準的な参照事前確率を仮定します。

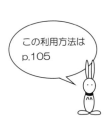

この利用方法は
p.105

を, 事前分布の情報として利用することにします.

【統計処理の手順】 ——p.94 手順2の続き——

手順3 次の事前確率の画面になったら

　　　　○ 共役事前確率(O)

を撰択します.

　　　　● 誤差の分散の事前確率

　　　　● 回帰パラメータの平均値(定数項を含める)(M)

のところは,

　　以下のように数値を入力して 続行 .

手順2の画面になったら

あとは OK ボタンをマウスでカチッ!!

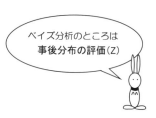

ベイズ分析のところは
事後分布の評価(Z)

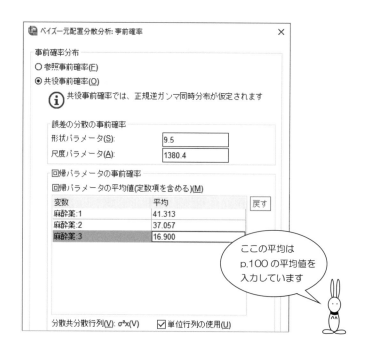

ここの平均は
p.100 の平均値を
入力しています

SPSS のアルゴリズムは，次のようになっています.

Using Conjugate Prior

We place a conjugate prior by assuming that
- $\sigma^2 \sim$ Inverse-Gamma(a_0, b_0),
- $\beta|\sigma^2 \sim$ Normal$(\beta_0, \sigma^2 V_0)$.

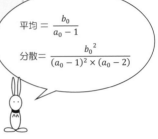

$$平均 = \frac{b_0}{a_0 - 1}$$

$$分散 = \frac{b_0{}^2}{(a_0-1)^2 \times (a_0-2)}$$

事前の情報が無いときの事後分布の誤差は
次のようになっているので

パラメータ	事後分布		
	最頻値	平均値	分散
誤差分散	131.468	162.402	3516.567

a. 標準的な参照事前確率を仮定します.

$$\frac{b_0}{a_0 - 1} = 162.402 \qquad \frac{b_0{}^2}{(a_0-1)^2 \times (a_0-2)} = 3516.567$$

を解いて

$$a_0 = \boxed{9.5} \qquad b_0 = \boxed{1380.4}$$

とします.

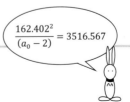

$$\frac{162.402^2}{(a_0 - 2)} = 3516.567$$

【SPSS による出力】 ——ベイズ統計・一元配置分散分析——

ベイズ分散分析

係数のベイズ推定値[a,b,c]

パラメータ	事後分布			95% 信用区間	
	最頻値	平均値	分散	下限	上限
麻酔薬 = エチドカイン	41.313	41.313	15.731	33.500	49.125
麻酔薬 = プロピトカイン	37.057	37.057	17.698	28.771	45.343
麻酔薬 = リドカイン	16.900	16.900	17.698	8.614	25.186

a. 従属変数：持続時間
b. モデル：麻酔薬
c. 共役事前確率を仮定します。

誤差分散のベイズ推定値[a]

パラメータ	事後分布			95% 信用区間	
	最頻値	平均値	分散	下限	上限
誤差分散	128.410	141.580	1083.510	91.175	218.986

a. 共役事前確率を仮定します。

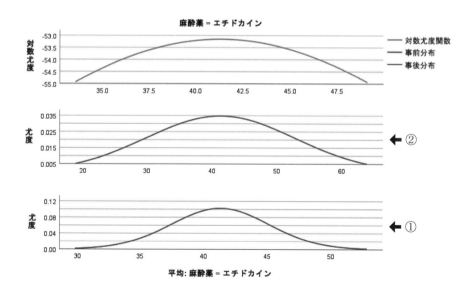

【出力結果の読み取り方】　——ベイズ統計・一元配置分散分析——

←① 事後分布の95％信用区間

　　3つのグループの事後分布の区間推定は

　　次のようになります.

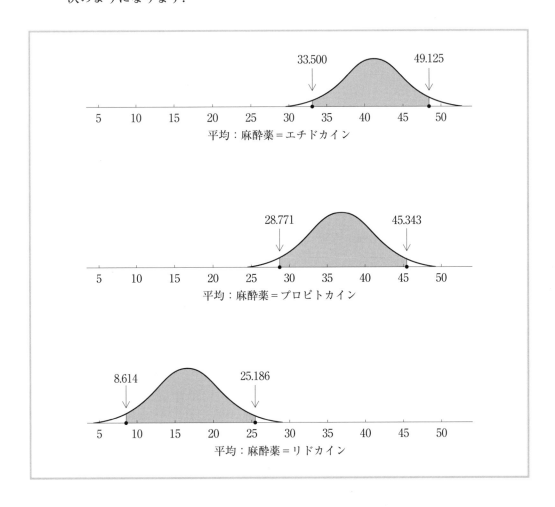

←② 事前分布は共役事前確率分布になっています.

【SPSS によるベイズ因子の評価】 …英語版…

SPSS のベイズ統計では，ベイズ因子の評価を次の表にまとめています．

$$\text{ベイズ因子 Bf}_{01} = \frac{\Pr(D \mid H_0)}{\Pr(D \mid H_1)} \text{ の場合}$$

〇と1に
注意してね！

Bayes Factor	Evidence Category
>100	Extreme Evidence for H_0
30–100	Very Strong Evidence for H_0
10–30	Strong Evidence for H_0
3–10	Moderate Evidence for H_0

Bayes Factor	Evidence Category
1–3	Anecdotal Evidence for H_0
1	No evidence
1/3–1	Anecdotal Evidence for H_1
1/10–1/3	Moderate Evidence for H_1

Bayes Factor	Evidence Category
1/30–1/10	Strong Evidence for H_1
1/100–1/30	Very Strong Evidence for H_1
1/100	Extreme Evidence for H_1

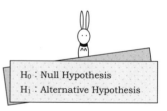

H_0 : Null Hypothesis
H_1 : Alternative Hypothesis

$\Pr(D \mid H_0)$…帰無仮説 H_0 のもとで，データ D が得られる確率

【SPSS によるベイズ因子の評価】 …日本語版…

SPSS のベイズ統計では，ベイズ因子の評価を次の表にまとめています．

$$\text{ベイズ因子 } \mathrm{Bf}_{10} = \frac{\Pr(\mathrm{D}|\mathrm{H}_1)}{\Pr(\mathrm{D}|\mathrm{H}_0)} \text{ の場合}$$

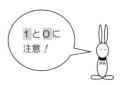

ベイズ因子	証拠のカテゴリ
>100	H_1に対する最高レベルの証拠
30–100	H_1に対する非常に強い証拠
10–30	H_1に対する強い証拠
3–10	H_1に対する中程度の証拠

ベイズ因子	証拠のカテゴリ
1–3	H_1に対する不確かな証拠
1	証拠なし
1/3–1	H_0に対する不確かな証拠
1/10–1/3	H_0に対する中程度の証拠

ベイズ因子	証拠のカテゴリ
1/30–1/10	H_0に対する強い証拠
1/100–1/30	H_0に対する非常に強い証拠
1/100	H_0に対する最高レベルの証拠

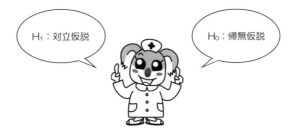

$\Pr(\mathrm{D}|\mathrm{H}_1)$…対立仮説 H_1 のもとで，データ D が得られる確率

第5章

ロジスティック回帰分析

5.1 ロジスティック回帰分析のはなし

ロジスティック回帰分析とは,

共変量 $x_1, x_2, \cdots, x_p$ と従属変数 y との間で

$$\log_e \frac{y}{1-y} = \beta_1 \cdot x_1 + \beta_2 \cdot x_2 + \cdots + \beta_p \cdot x_p + \beta_0$$

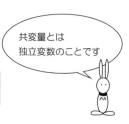

共変量とは
独立変数のことです

または

$$\frac{y}{1-y} = \mathrm{Exp}\,(\beta_1 \cdot x_1 + \beta_2 \cdot x_2 + \cdots + \beta_p \cdot x_p + \beta_0)$$

という関係式を作るための統計手法です.

次の変数変換のことを, **ロジスティック変換**といいます.

$$y \longrightarrow \log_e \frac{y}{1-y}$$

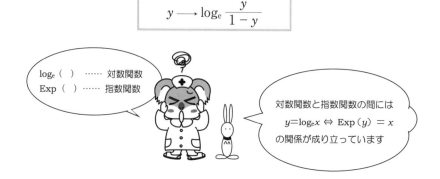

$\log_e (\ \ )$ …… 対数関数
$\mathrm{Exp}\,(\ \ )$ …… 指数関数

対数関数と指数関数の間には
$y = \log_e x \Leftrightarrow \mathrm{Exp}\,(y) = x$
の関係が成り立っています

ところで，重回帰分析のモデル式は

$$\boxed{y} = \beta_1 \cdot x_1 + \beta_2 \cdot x_2 + \cdots + \beta_p \cdot x_p + \beta_0$$

のような1次式です．

したがって，ロジスティック回帰分析は

$$\boxed{\text{ロジスティック変換}} + \boxed{\text{重回帰分析}}$$

といった感じになります．

> ロジスティック変換
> = logistic transformation

表 5.1.1　変数変換

y	$\log_e \dfrac{y}{1-y}$
0.10	− 2.197
0.15	− 1.735
0.20	− 1.386
0.25	− 1.099
0.30	− 0.847
0.35	− 0.619
0.40	− 0.405
0.45	− 0.201
0.50	0.000
0.55	0.201
0.60	0.405
0.65	0.619
0.70	0.847
0.75	1.099
0.80	1.386
0.85	1.735
0.90	2.197

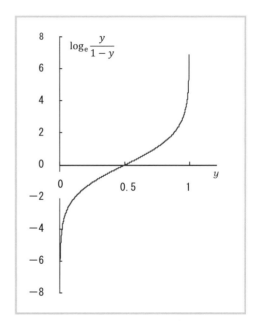

図 5.1.1　ロジスティック変換の曲線

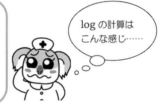

$$y = 0 \quad \Rightarrow \quad \log \frac{0}{1-0} = -\infty$$

$$y = 0.5 \quad \Rightarrow \quad \log \frac{0.5}{1-0.5} = \log 1 = 0$$

$$y = 1 \quad \Rightarrow \quad \log \frac{1}{1-1} = +\infty$$

> log の計算は
> こんな感じ……

■ロジスティック回帰係数 β の意味

ロジスティック回帰係数 β は何を意味しているのでしょうか？

そこで，ロジスティック回帰式

$$\log \frac{y}{1-y} = \beta_1 \cdot x_1 + \beta_2 \cdot x_2 + \beta_3 \cdot x_3 + \beta_0$$

の (x_1, x_2, x_3) に，$(1, 1, 1)$ と $(1, 2, 1)$ をそれぞれ代入してみましょう．

1. (x_1, x_2, x_3) に $(1, 1, 1)$ を代入すると……

$$\log \frac{y_1}{1-y_1} = \beta_1 \cdot 1 + \beta_2 \cdot 1 + \beta_3 \cdot 1 + \beta_0$$
$$= \beta_1 + \beta_2 + \beta_3 + \beta_0$$

2. (x_1, x_2, x_3) に $(1, 2, 1)$ を代入してみると……

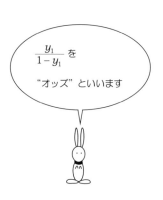

$\dfrac{y_1}{1-y_1}$ を
"オッズ" といいます

$$\log \frac{y_2}{1-y_2} = \beta_1 \cdot 1 + \beta_2 \cdot 2 + \beta_3 \cdot 1 + \beta_0$$
$$= \beta_1 + 2 \cdot \beta_2 + \beta_3 + \beta_0$$

この2つの式を引き算すると

$$\log \frac{y_2}{1-y_2} - \log \frac{y_1}{1-y_1} = (\beta_1 + 2 \cdot \beta_2 + \beta_3 + \beta_0) - (\beta_1 + \beta_2 + \beta_3 + \beta_0)$$

$$\log \frac{y_2}{1-y_2} - \log \frac{y_1}{1-y_1} = \beta_2$$

$$\log \frac{\dfrac{y_2}{1-y_2}}{\dfrac{y_1}{1-y_1}} = \beta_2$$

のようになります．

この左辺の意味は？

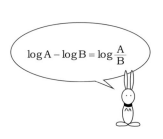

$\log A - \log B = \log \dfrac{A}{B}$

この左辺の

$$\frac{\dfrac{y_2}{1-y_2}}{\dfrac{y_1}{1-y_1}}$$ はオッズ比, $$\log\frac{\dfrac{y_2}{1-y_2}}{\dfrac{y_1}{1-y_1}}$$ は対数オッズ比

のことです. ということは, β_2 は

$$\beta_2 = \text{独立変数 } x_2 \text{ が 1 だけ変化したときの対数オッズ比}$$

を表しています.

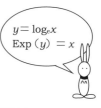

$y = \log_e x$
$\text{Exp}(y) = x$

対数オッズ比をオッズ比に変換し, 分母を移項すると

$$\frac{\dfrac{y_2}{1-y_2}}{\dfrac{y_1}{1-y_1}} = \text{Exp}(\beta_2) \quad \Rightarrow \quad \frac{y_2}{1-y_2} = \text{Exp}(\beta_2) \times \frac{y_1}{1-y_1}$$

つまり

$$(1,\mathbf{2},1) \text{ のときのオッズ} = \text{Exp}(\beta_2) \times (1,\mathbf{1},1) \text{ のときのオッズ}$$

となります.

たとえば, オッズを病気のリスクと考えたとき,

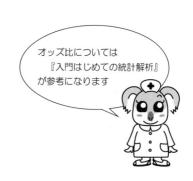

オッズ比については
『入門はじめての統計解析』
が参考になります

独立変数 x_2	性別
$x_2 = \mathbf{1}$	女性
$x_2 = \mathbf{2}$	男性

とすれば

"男性の病気のリスクは, 女性の病気のリスクの $\boxed{\text{Exp}(\beta_2)}$ 倍"

といった表現ができそうですね.

次のデータは，脳卒中に関係ありそうな要因について調査したものです．

脳卒中の危険因子は何か調べてみましょう．

表5.1.2　データ

No.	脳卒中	性別	飲酒量	GGT	喫煙	血圧
1	1	0	0	40.9	3	173
2	0	1	0	27.4	3	136
3	1	1	2	45	0	178
4	1	0	2	36.2	1	154
5	0	0	3	8.5	0	143
6	1	1	3	44.6	2	135
7	1	0	3	23.4	1	162
8	0	0	1	81.4	1	140
9	0	1	3	13.5	1	171
10	0	0	0	8.8	1	135
11	1	1	1	59.1	3	154
12	0	0	0	8.9	0	142
13	0	1	0	17.4	0	136
14	1	1	0	54.7	3	144
15	0	1	2	47.3	3	140
16	0	0	2	21.7	1	143
17	1	1	3	21.2	1	149
18	1	0	3	31.4	3	152
19	0	1	0	27	1	125
20	1	0	2	24.1	3	169
21	0	1	0	19.3	2	124
22	1	0	0	23.1	3	147
23	1	1	0	57.1	3	154
24	0	1	2	17.7	2	132
25	1	0	3	28.5	1	141
26	0	0	2	9.5	0	130
27	0	0	1	8.3	2	185
28	0	1	1	19.5	0	145
29	0	1	0	19.5	0	142
30	1	1	3	50.1	0	167
31	1	0	0	57.6	3	169
32	1	1	0	63.1	3	167
33	1	0	1	10	3	131
34	1	1	1	42.3	3	163
35	0	0	3	28.3	0	126
36	0	1	1	19.2	2	158
37	0	0	1	9.3	0	131
38	0	1	0	9.5	1	127
39	0	0	2	9.2	1	168
40	0	1	1	12.5	3	148

【データ入力の型】

表 5.1.2 のデータは，次のように入力します．

	脳卒中	性別	飲酒量	GGT	喫煙	血圧	var
1	1	0	0	40.9	3	173	
2	0	1	0	27.4	3	136	
3	1	1	2	45.0	0	178	
4	1	0	2	36.2	1	154	
5	0	0	3	8.5	0	143	
6	1	1	3	44.6	2	135	
7	1	0	3	23.4	1	162	
8	0	0	1	81.4	1	140	
9	0	1	3	13.5	1	171	
10	0			8.8		135	
11	1						
12	0						
13	0						
14	1						
15	0						
16	0						
17	1						
34	1						
35	0						
36	0						
37	0						
38	0						
39	0						

このデータは
ロジスティック回帰を
説明しやすくするために
すこし修正しています

	脳卒中	性別	飲酒量	GGT	喫煙	血圧	var
1	あり	女性	なし	40.9	多い	173	
2	なし	男性	なし	27.4	多い	136	
3	あり	男性	ふつう	45.0	なし	178	
4	あり	女性	ふつう	36.2	少し	154	
5	なし	女性	多い	8.5	なし	143	
6	あり	男性	多い	44.6	ふつう	135	
7	あり	女性	多い	23.4	少し	162	
8	なし	女性	少し	81.4	少し	140	
9	なし	男性	多い	13.5	少し	171	
10	なし	女性	なし	8.8	少し	135	
11	あり	男性	少し	59.1	多い	154	
12	なし	女性	なし	8.9	なし	142	
13	なし	男性	なし	17.4	なし	136	
14	あり	男性	なし	54.7	多い	144	
15	なし	男性	ふつう	47.3	多い	140	
	なし	女性	ふつう	21.7	少し	143	
	あり	男性	多い	21.2	少し	149	
	あり	男性		42.3	多い	153	
	なし	女性	多い	28.3	なし	126	
	なし	男性	少し	19.2	ふつう	158	
	なし	女性	少し	9.3	なし	131	
	なし	男性	なし			127	
	なし	女性	ふつう			168	
	なし	男性	少			148	

脳卒中：なし ……… 0
あり ……… 1

性別　：女性 ……… 0
男性 ……… 1

飲酒量：なし ……… 0
少し ……… 1
ふつう …… 2
多い ……… 3

喫煙　：なし ……… 0
少し ……… 1
ふつう …… 2
多い ……… 3

このデータの場合
脳卒中なし＝1
脳卒中あり＝0
とすると
脳卒中にならない
予測確率が求まります

5.2 ロジスティック回帰分析の手順

【統計処理の手順】

手順① 分析(A) のメニューから，回帰(R) を選択.

続いて，二項ロジスティック(G) を選択します.

	脳卒中	性別	飲酒量		var	var	va
1	1	0	0				
2	0	1	0				
3	1	1	2				
4	1	0	2				
5	0	0	3				
6	1	1	3				
7	1	0	3				
8	0	0	1				
9	0	1	3				
10	0	0	0				
11	1	0	1				
12	0	1	0				
13	0	1	0				
14	1	1	0				
15	0	1	2				
16	0	0	2				
17	1	1	3				
18	1	0	3				
19	0	1	3				
20	1	0	2				
21	0	1	0				
22	1	0	0				
23	1	1	0				
24	0	1	2				
25	1	0	3				
26	0	0	2				
27	0	0	1				
28	0	1	1				
29	0	1	0				
30	1	1	3				

ファイル(F) 編集(E) 表示(V) データ(D) 変換(T) 分析(A) グラフ(G) ユーティリティ(U) 拡張機能(X) ウィンドウ(W) ヘ

分析(A) メニュー:
- 検定力分析(W) ▶
- メタ分析 ▶
- 報告書(P) ▶
- 記述統計(E) ▶
- ベイズ統計(Y) ▶
- テーブル(B) ▶
- 平均の比較(M) ▶
- 一般線型モデル(G) ▶
- 一般化線型モデル(Z) ▶
- 混合モデル(X) ▶
- 相関(C) ▶
- 回帰(R) ▶
- 対数線型(O) ▶
- ニューラル ネットワーク ▶
- 分類(F) ▶
- 次元分解(D) ▶
- 尺度(A) ▶
- ノンパラメトリック検定(N) ▶
- 時系列(T) ▶
- 生存分析(S) ▶
- 多重回答(U) ▶
- 欠損値分析(V)…
- 多重代入(I) ▶
- コンプレックス サンプル(L) ▶
- シミュレーション…
- 品質管理(Q) ▶
- 空間および時間モデリング…
- ダイレクト マーケティング(K) ▶
- IBM SPSS Amos 28

回帰(R) サブメニュー:
- 自動線型モデリング…(A)
- 線型(L)…
- 曲線推定(C)…
- 偏相関最小2乗法(S)…
- 二項ロジスティック(G)…
- 多項ロジスティック(M)…
- 順序(D)…
- プロビット(P)…
- 非線型(N)…
- 重み付け推定(W)…
- 2段階最小2乗(2)…
- 4分位(Q)…
- 最適尺度法 (CATREG)(O)…

手順 ② 次の画面になったら，脳卒中を 従属変数(D) へ，性別，飲酒量，GGT，喫煙，血圧を 共変量(C) へ．そして， カテゴリ(C) をクリック！

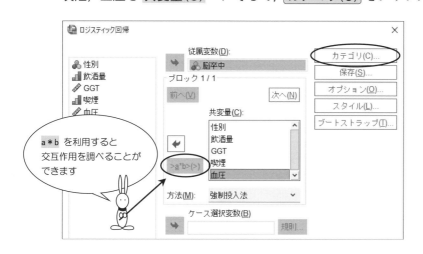

手順 ③ 次のカテゴリの画面になったら，

性別を カテゴリ共変量(T) へ移動します．

そして， 続行 ．

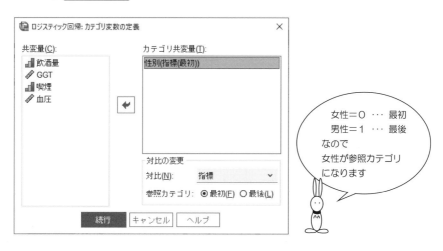

手順 ④ 次の画面にもどったら，[保存(S)] をクリック．

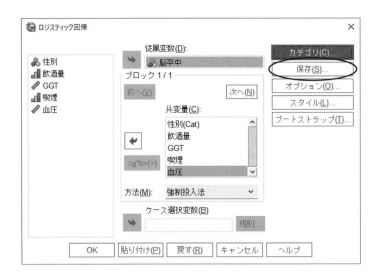

手順 ⑤ 次の保存の画面になったら，

予測値 の 確率(P)，所属グループ をチェックし，[続行]．

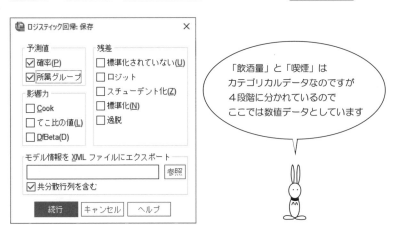

「飲酒量」と「喫煙」は
カテゴリカルデータなのですが
4段階に分かれているので
ここでは数値データとしています

手順 6 次の画面にもどったら，　 OK 　ボタンをマウスでカチッ！

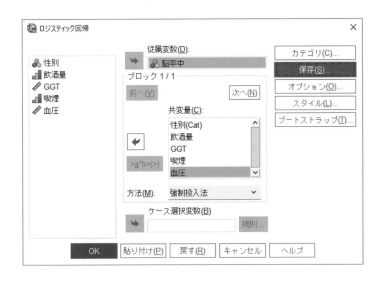

ところで…

オプション をクリックすると

　　□　分類プロット
　　□　Hosmer–Lemeshow の適合度

を調べることができます

ロジスティック回帰: オプション

統計と作図

☑ 分類プロット　　　　　　　　□ 推定値の相関行列
☑ Hosmer–Lemeshow の適合度　　□ 反復の記述(I)
□ 残差のケースごとの出力　　　　□ Expの信頼区間: 95 ％

【SPSS による出力・その1】 ──ロジスティック回帰分析──

モデルの要約

ステップ	-2 対数尤度	Cox-Snell R2 乗	Nagelkerke R2 乗
1	29.295ᵃ	.475	.635

a. パラメータ推定値の変化が .001 未満であるため、反復回数 7 で推定が打ち切られました。

方程式中の変数

		B	標準誤差	Wald	自由度	有意確率	Exp(B)
ステップ1ᵃ	性別(1)	-1.049	.996	1.110	1	.292	.350
	飲酒量	1.229	.712	2.982	1	.084	3.419
	GGT	.069	.028	5.938	1	.015	1.071
	喫煙	1.487	.734	4.103	1	.043	4.424
	血圧	.052	.031	2.799	1	.094	1.053
	定数	-13.908	6.019	5.340	1	.021	.000

a. ステップ1: 投入された変数 性別, 飲酒量, GGT, 喫煙, 血圧

 ①　　　　 ②　 ②

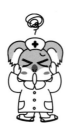

お酒は楽しく
ほどほどに…

【出力結果の読み取り方・その1】 ――ロジスティック回帰分析――

←① B（=係数）のところを見ると，ロジスティック回帰式は

$$\log_e \frac{y}{1-y} = -\,1.049 \times \boxed{性別} + 1.229 \times \boxed{飲酒量} + 0.069 \times \boxed{GGT}$$
$$+ 1.487 \times \boxed{喫煙} + 0.052 \times \boxed{血圧} - 13.908$$

となっていることがわかります．

←② 大切なのは，有意確率と Exp(B) です．

　　飲酒量のところを見ると，有意確率が 0.084 なので

　　　仮説 H_0：飲酒量は脳卒中の危険因子ではない

　　を棄却することはできません．

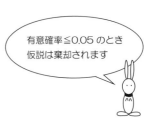

有意確率≦0.05 のとき
仮説は棄却されます

　　GGT のところを見ると，有意確率は 0.015 なので

　　　仮説 H_0：GGT は脳卒中の危険因子ではない

　　を棄却することができます．

　　Exp(B) の値は 1.071 なので，GGT が 1 だけ増えると，

　　脳卒中のリスクも 1.071 倍になると考えられます．

　　喫煙のところを見ると，有意確率は 0.043 なので

　　　仮説 H_0：喫煙は脳卒中の危険因子ではない

　　を棄却することができます．

　　Exp(B) の値は 4.424 なので，喫煙が 1 だけ増えると

　　脳卒中のリスクも 4.424 倍になると考えられます．

【SPSS による出力・その2】 ——ロジスティック回帰分析——

	🐾 脳卒中	♣ 性別	📊 飲酒量	📏 GGT	📊 喫煙	📏 血圧	📏 PRE_1
1	1	0	0	40.9	3	173	.91303
2	0	1	0	27.4	3	136	.17515
3	1	1	2	45.0	0	178	.46054
4	1	0	2	36.2	1	154	.62844
5	0	0	3	8.5	0	143	.09846
6	1	1	3	44.6	2	135	.85646
7	1	0	3	23.4	1	162	.78356	← ③
8	0	0	1	81.4	1	140	.84410
9	0	1	3	13.5	1	171	.50526
10	0	0	0	8.8	1	135	.00809
11	1	1	1	59.1	3	154	.94274
12	0	0	0	8.9	0	142	.00266
13	0	1	0	17.4	0	136	.00123

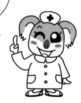

□ 分類プロット

をチェックすると，次のように出力されます

分類テーブル[a]

			予測		
			脳卒中		
観測			なし	あり	正解の割合
ステップ1	脳卒中	なし	18	4	81.8
		あり	4	14	77.8
	全体のパーセント				80.0

a. カットオフ値は .500 です

【出力結果の読み取り方・その2】 ──ロジスティック回帰分析──

←③ 出力結果の PRE_1 は，予測確率（＝予測値）を計算しています．

たとえば，No.7 の人を見ると，PRE_1 が 0.78356 になっています．

つまり，この人の脳卒中の予測確率が 78.356％ というわけです．

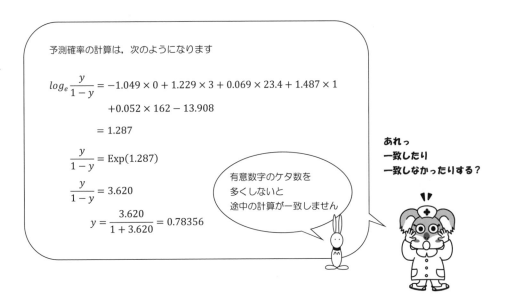

予測確率の計算は，次のようになります

$$log_e \frac{y}{1-y} = -1.049 \times 0 + 1.229 \times 3 + 0.069 \times 23.4 + 1.487 \times 1$$
$$+0.052 \times 162 - 13.908$$
$$= 1.287$$

$$\frac{y}{1-y} = \text{Exp}(1.287)$$

$$\frac{y}{1-y} = 3.620$$

$$y = \frac{3.620}{1 + 3.620} = 0.78356$$

有意数字のケタ数を
多くしないと
途中の計算が一致しません

あれっ
一致したり
一致しなかったりする？

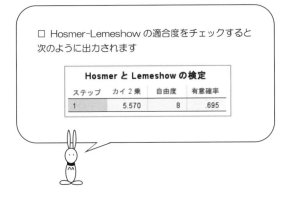

□ Hosmer-Lemeshow の適合度をチェックすると
次のように出力されます

Hosmer と Lemeshow の検定

ステップ	カイ 2 乗	自由度	有意確率
1	5.570	8	.695

第6章　順序回帰分析

6.1　順序回帰分析のはなし

　順序回帰分析のモデル式は，応答変数（＝従属変数）のカテゴリの状態によって，いくつか用意されています．

1.　ロジット（Logit）

$$\log_{\mathrm{e}} \frac{\gamma_j}{1 - \gamma_j} = \theta_j - (\beta_1 \cdot x_1 + \beta_2 \cdot x_2 + \cdots + \beta_k \cdot x_k)$$

カテゴリ　カテゴリ　カテゴリ

2.　補ログ・マイナス・ログ（Complementary log − log）

$$\log_{\mathrm{e}}(-\log_{\mathrm{e}}(1 - \gamma_j)) = \theta_j - (\beta_1 \cdot x_1 + \beta_2 \cdot x_2 + \cdots + \beta_k \cdot x_k)$$

カテゴリ　カテゴリ　カテゴリ

3.　負ログ・マイナス・ログ（Negative log − log）

$$-\log_{\mathrm{e}}(-\log_{\mathrm{e}}(\gamma_j)) = \theta_j - (\beta_1 \cdot x_1 + \beta_2 \cdot x_2 + \cdots + \beta_k \cdot x_k)$$

カテゴリ　カテゴリ　カテゴリ

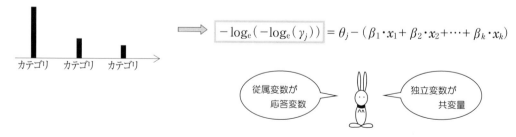

従属変数が
応答変数

独立変数が
共変量

4. プロビット（Probit）

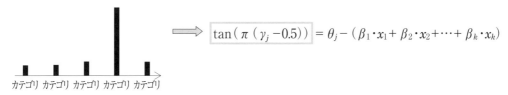

$$\Phi^{-1}(\gamma_j) = \theta_j - (\beta_1 \cdot x_1 + \beta_2 \cdot x_2 + \cdots + \beta_k \cdot x_k)$$

5. コーチット（Cauchit = inverse Cauchy）

$$\tan(\pi(\gamma_j - 0.5)) = \theta_j - (\beta_1 \cdot x_1 + \beta_2 \cdot x_2 + \cdots + \beta_k \cdot x_k)$$

順序回帰分析をすると，何がわかるのでしょうか？

この分析は応答変数と共変量の関係を **1.** 〜 **5.** のモデル式で表現するので，モデル式が求まれば，

　"応答変数の予測確率" や "共変量の寄与の検定"

をすることができます.

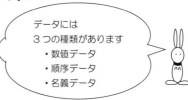

順序回帰分析のイメージを図示すると，次のようになります.

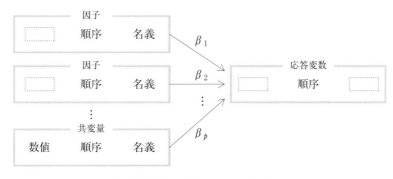

図 6.1.1　順序回帰分析のパス図

次のデータは，カンボジアのある小学校において，

　　　"虫歯数，プラーク，歯石，歯肉炎，アメ，歯ブラシ"

を調査した結果です．

表6.1.1　アンケート調査票

項目1.　歯の総数と虫歯の数は?

　　総歯数 = ☐　　　　虫歯数 = ☐

項目2.　プラークの付着は?

　　　　0. なし　　1. すこし　　2. かなり

項目3.　歯石の付着は?

　　　　0. なし　　1. すこし　　2. かなり

項目4.　歯肉炎の状態は?

　　　　0. なし　　1. 軽度　　2. 重度

項目5.　アメは好きですか?

　　　　1. はい　　2. いいえ

項目6.　歯ブラシを持っていますか?

　　　　1. はい　　2. いいえ

このアンケート調査票のデータは
「地球の保健室」の
御好意によるものです

表6.1.2　データ

No.	総歯数	虫歯数	プラーク	歯石	歯肉炎	アメ	歯ブラシ
1	25	3	なし	かなり	なし	いいえ	はい
2	27	1	すこし	なし	軽度	いいえ	いいえ
3	28	2	すこし	なし	軽度	いいえ	いいえ
4	28	0	なし	なし	なし	いいえ	はい
5	23	0	すこし	なし	なし	はい	いいえ
6	25	1	なし	なし	なし	はい	はい
7	26	5	かなり	かなり	重度	いいえ	はい
8	27	0	かなり	かなり	軽度	いいえ	いいえ
9	22	1	かなり	すこし	重度	はい	いいえ
10	24	1	すこし	すこし	なし	いいえ	いいえ
11	24	4	かなり	すこし	重度	はい	いいえ
12	20	5	すこし	すこし	重度	いいえ	はい
13	21	2	すこし	すこし	なし	いいえ	はい
14	24	1	すこし	すこし	なし	はい	はい
15	23	2	かなり	すこし	軽度	いいえ	いいえ
16	21	1	すこし	すこし	軽度	いいえ	はい
17	26	2	すこし	すこし	軽度	いいえ	はい
18	27	1	かなり	かなり	重度	はい	いいえ
19	28	0	かなり	すこし	軽度	はい	いいえ
20	28	2	かなり	すこし	軽度	いいえ	はい
21	28	0	すこし	すこし	なし	はい	いいえ
22	28	3	すこし	なし	なし	いいえ	はい
23	28	0	すこし	なし	なし	いいえ	いいえ
24	28	1	すこし	なし	なし	いいえ	はい
25	28	1	なし	なし	なし	いいえ	はい
26	28	5	なし	なし	なし	はい	はい
27	28	5	すこし	すこし	軽度	いいえ	はい
28	28	0	すこし	なし	なし	はい	いいえ
29	28	3	かなり	すこし	軽度	はい	はい
30	27	6	かなり	すこし	重度	いいえ	はい
31	27	1	すこし	すこし	なし	はい	いいえ
32	22	0	すこし	かなり	軽度	いいえ	いいえ
33	25	4	なし	なし	なし	いいえ	はい
34	28	0	すこし	すこし	重度	いいえ	はい
35	28	1	かなり	なし	なし	いいえ	はい
36	21	1	かなり	すこし	軽度	いいえ	いいえ
37	21	0	なし	なし	なし	いいえ	はい
38	25	0	すこし	すこし	なし	いいえ	はい
39	21	0	すこし	すこし	軽度	いいえ	はい
40	22	0	かなり	かなり	軽度	いいえ	はい

「地球の保健室：カンボジアにおける歯科保健の向上」より

このデータの場合，ロジットのモデル式を使って，
次のような順序回帰分析をしましょう．

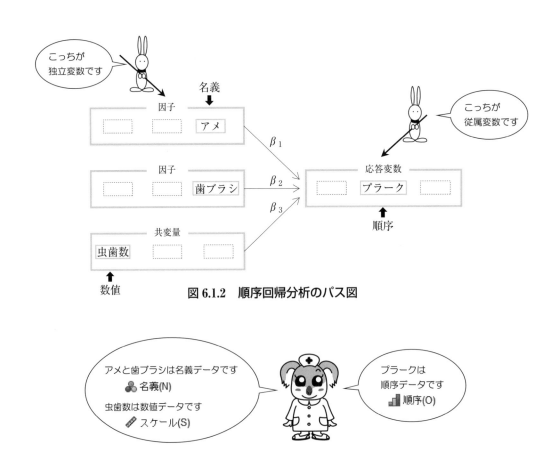

図 6.1.2　順序回帰分析のパス図

【データ入力の型】

表 6.1.2 のデータは，次のように入力します．

	総歯数	虫歯数	プラーク	歯石	歯肉炎	アメ	歯ブラシ
1	25	3	0	2	0	2	1
2	27	1	1	0	1	2	2
3	28	2	1	0	1	2	2
4	28	0	0	0	0	2	1
5	23	0	1	0	0	1	2
6	25						
7	26						
8	27						
9	22						
10	24						
11	24						
12	20						
13	21						
36	21						
37	21						
38	25						
39	21						
40	2						
41							

	総歯数	虫歯数	プラーク	歯石	歯肉炎	アメ	歯ブラシ
1	25	3	なし	かなり	なし	いいえ	はい
2	27	1	すこし	なし	軽度	いいえ	いいえ
3	28	2	すこし	なし	軽度	いいえ	いいえ
4	28	0	なし	なし	なし	いいえ	はい
5	23	0	すこし	なし	なし	はい	いいえ
6	25	1	なし	なし	なし	はい	はい
7	26	5	かなり	かなり	重度	いいえ	はい
8	27	0	かなり	かなり	軽度	いいえ	いいえ
9	22	1	かなり	すこし	重度	いいえ	いいえ
10	24	1	すこし	すこし	なし	いいえ	はい
11	24	4	かなり	すこし	重度	はい	いいえ
12	20	5	すこし	すこし	重度	いいえ	はい
13	21	2	すこし	すこし	なし	いいえ	はい
36	21	1	かなり	すこし	軽度	いいえ	いいえ
37	21	0	なし	なし	なし	いいえ	はい
38	25	0	すこし	すこし	なし	いいえ	はい
39	21	0	すこし	すこし	軽度	いいえ	はい
40	22	0	かなり	かなり		いいえ	はい
41							

値ラベルを
つけました

プラーク：なし ……… 0
　　　　　すこし …… 1
　　　　　かなり …… 2

歯石　：なし ……… 0
　　　　すこし …… 1
　　　　かなり …… 2

歯肉炎　：なし ……… 0
　　　　　軽度 ……… 1
　　　　　重度 ……… 2

アメ　：はい ……… 1
　　　　いいえ …… 2

歯ブラシ：はい ……… 1
　　　　　いいえ …… 2

6.2 順序回帰分析の手順

【統計処理の手順】

手順① 分析(A) のメニューから 回帰(R) を選択.

続いて，サブメニューの中から 順序(D) を選択します.

	✐総歯数	✐虫歯数	📊ブラーク		ブラシ	var	var	va
1	25	3	0		1			
2	27	1	1		2			
3	28	2	1		2			
4	28	0	0		1			
5	23	0	1		2			
6	25	1	0		1			
7	26	5	2		1			
8	27	0	2		2			
9	22	1	2					
10	24	1	1					
11	24	4	2					
12	20	5	1					
13	21	2	1					
14	24	1	1					
15	23	2	2					
16	21	1	1					
17	26	2	1					
18	27	1	2					
19	28	0	2					
20	28	2	2					
21	28	0	1					
22	28	3	1					
23	28	0	1					
24	28	1	1					
25	28	1	0					
26	28	5	0		1			
27	28	5	1		1			
28	28	0	1		2			
29	28	3	2		1			
30	27	6	2		1			

メニュー項目（分析(A)展開）:
- 検定力分析(W) >
- メタ分析 >
- 報告書(P) >
- 記述統計(E) >
- ベイズ統計(Y) >
- テーブル(B) >
- 平均の比較(M) >
- 一般線型モデル(G) >
- 一般化線型モデル(Z) >
- 混合モデル(X) >
- 相関(C) >
- 回帰(R) >
- 対数線型(O) >
- ニューラル ネットワーク >
- 分類(F) >
- 次元分解(D) >
- 尺度(A) >
- ノンパラメトリック検定(N) >
- 時系列(T) >
- 生存分析(S) >
- 多重回答(U) >
- 欠損値分析(V)...
- 多重代入(I) >
- コンプレックス サンプル(L) >
- シミュレーション...
- 品質管理(Q) >
- 空間および時間モデリング... >
- ダイレクト マーケティング(K) >
- IBM SPSS Amos 28

サブメニュー（回帰(R)）:
- 自動線型モデリング…(A)
- 線型(L)...
- 曲線推定(C)...
- 偏相関最小2乗法(S)...
- 二項ロジスティック(G)...
- 多項ロジスティック(M)...
- 順序(D)...
- プロビット(P)...
- 非線型(N)...
- 重み付け推定(W)...
- 2段階最小2乗(2)...
- 4分位(Q)...
- 最適尺度法 (CATREG)(O)...

手順 ② 次の画面になったら，プラークを 従属変数(D) へ，アメと歯ブラシを
因子 へ，虫歯数を 共変量 へ移動して， 出力(T) をクリック.

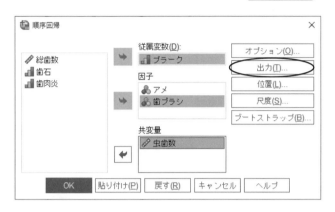

手順 ③ 次の出力の画面になったら，表示 の，

適合度統計量　要約統計量　パラメータ推定値(P)

をクリック．続いて，保存変数 の

推定応答確率　予測カテゴリ

予測カテゴリ確率　実際のカテゴリ確率

をクリック．そして，続行 ．手順2の画面にもどったら，
あとは OK ボタンをマウスでカチッ！

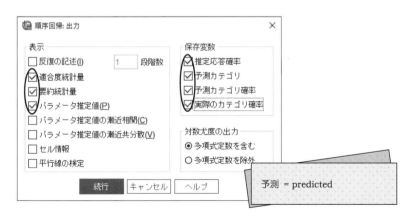

【SPSS による出力・その1】 ——順序回帰分析——

PLUM － 順序回帰分析

警告

度数 0 の 19 (39.6%) 個のセル (つまり、観測された予測変数値
の組み合わせによる従属変数水準) があります。 ← ①

モデル適合情報

モデル	-2 対数尤度	カイ 2 乗	自由度	有意確率
切片のみ	50.274			
最終	44.302	5.971	3	.113

リンク関数: ロジット

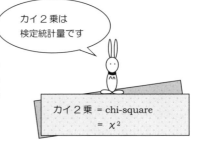

カイ 2 乗は
検定統計量です

カイ 2 乗 = chi-square
= χ^2

適合度

	カイ 2 乗	自由度	有意確率
Pearson	24.137	27	.623	← ②
逸脱	23.012	27	.684

リンク関数: ロジット

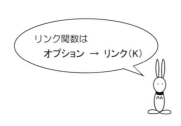

リンク関数は
オプション → リンク(K)

疑似 R2 乗

Cox と Snell	.139
Nagelkerke	.160	← ③
McFadden	.073

リンク関数: ロジット

【出力結果の読み取り方・その1】 ――順序回帰分析――

◀① ここは気にしないで，先に進みましょう！

◀② モデルの適合度の検定をしています．

仮説 H_0：モデルは適合している

有意確率 0.623 ＞有意水準 0.05 なので，仮説 H_0 は棄却されません．
したがって，モデルは適合していると考えられます．

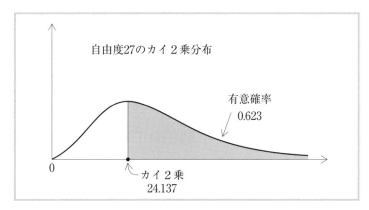

自由度27のカイ 2 乗分布

有意確率
0.623

0

カイ 2 乗
24.137

図 6.2.1　検定統計量と有意確率

◀③ p.128 の順序回帰分析のモデル式の当てはまりの良さを示しています．
擬似R2乗は 0 に近いので当てはまりが良いとはいえません．

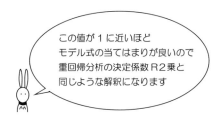

この値が 1 に近いほど
モデル式の当てはまりが良いので
重回帰分析の決定係数 R2乗と
同じような解釈になります

【SPSS による出力・その2】 ──順序回帰分析──

パラメータ推定値

		B	標準誤差	Wald	自由度	有意確率	95% 信頼区間 下限	95% 信頼区間 上限
しきい値	[プラーク = 0]	-2.341	.747	9.826	1	.002	-3.804	-.877
	[プラーク = 1]	.232	.629	.136	1	.712	-1.000	1.464
位置	虫歯数	.251	.193	1.691	1	.193	-.127	.630
	[アメ=1]	-.106	.717	.022	1	.882	-1.512	1.299
	[アメ=2]	0ᵃ	.		0	.	.	.
	[歯ブラシ=1]	-1.682	.765	4.835	1	.028	-3.181	-.183
	[歯ブラシ=2]	0ᵃ	.		0	.	.	.

リンク関数: ロジット

a. このパラメータは冗長であるため 0 に設定されています。

④

④

ロジットのモデル式

[プラーク=0]の場合

$$\log \frac{\gamma_1}{1 - \gamma_1} = -2.341 - (-0.106 - 1.682 + 0.251 \cdot x_3)$$

$$\log \frac{\gamma_1}{1 - \gamma_1} = -2.341 - (0.000 - 1.682 + 0.251 \cdot x_3)$$

$$\log \frac{\gamma_1}{1 - \gamma_1} = -2.341 - (-0.106 + 0.000 + 0.251 \cdot x_3)$$

$$\log \frac{\gamma_1}{1 - \gamma_1} = -2.341 - (0.000 + 0.000 + 0.251 \cdot x_3)$$

[プラーク=1]の場合

右辺の −2.341 が 0.232 にかわります

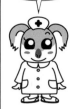

しきい値のことを
"閾値" ともいいます

【出力結果の読み取り方・その 2】 ——順序回帰分析——

←④ ここのところは，次の仮説を検定しています.

仮説 H_0：B = 0

この検定統計量 Wald 4.835 と有意確率 0.028 の関係は，

次のようになっています.

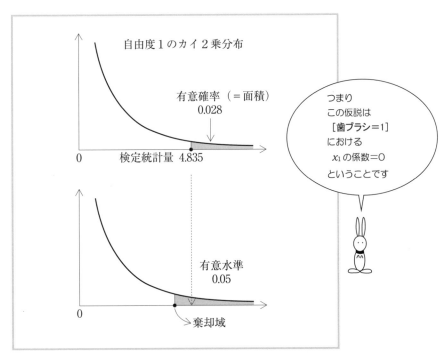

図 6.2.2 検定統計量と有意確率と有意水準

この図から，検定統計量 4.835 は棄却域に入っていることがわかります.

したがって，仮説 H_0 は棄却されるので

"歯ブラシを持っていることがプラーク予防に関連がある"

ということがわかりました.

【SPSS による出力・その3】 ——順序回帰分析——

	♣歯ブラシ	⌖ EST1_1	⌖ EST2_1	⌖ EST3_1	⌁ PRE_1	⌖ PCP_1	⌖ ACP_1
1	1	.20	.57	.24	1	.57	.20
2	2	.07	.43	.50	2	.50	.43
3	2	.06	.38	.57	2	.57	.38
4	1	.34	.53	.13	1	.53	.34
5	2	.10	.49	.42	1	.49	.49
6	1	.31	.55	.15	1	.55	.31
7	1	.13	.53	.34	1	.53	.34
8	2	.09	.47	.44	1	.47	.44
9	2	.08	.44	.48	2	.48	.48
10	2	.07	.43	.50	2	.50	.43
11	2	.04	.30	.66	2	.66	.66
12	1	.13	.53	.34	1	.53	.53
13	1	.24	.57	.20	1	.57	.57
14	1	.31	.55	.15	1	.55	.55
15	2	.06	.38	.57	2	.57	.57
16	1	.29	.55	.16	1	.55	.55
17	1	.24	.57	.20	1	.57	.57
18	2	.08	.44	.48	2	.48	.48
19	1	.10	.49	.42	1	.49	.42
20	1	.24	.57	.20	1	.57	.20
21	2	.10	.49	.42	1	.49	.49
22	1	.20	.57	.24	1	.57	.57
23	2	.09	.47	.44	1	.47	.47
24	1	.29	.55	.16	1	.55	.55
25	1	.29	.55	.16	1	.55	.29
26	1	.14	.54	.32	1	.54	.14
27	1	.13	.53	.34	1	.53	.53
28	2	.10	.49	.42	1	.49	.49
29	1	.21	.57	.22	1	.57	.22
30	1	.10	.50	.40	1	.50	.40

[プラーク=0] なし
[プラーク=1] すこし
[プラーク=2] かなり

← ⑤

推定応答確率（予測確率）

予測カテゴリ確率

予測カテゴリ

最大予測
カテゴリ確率

実際の
カテゴリ確率

推定量 ＝ estimator
　　　 ＝ EST

【出力結果の読み取り方・その3】 ──順序回帰分析──

← ⑤　3 つの予測確率 EST1_1，EST2_1，EST3_1 のうち，
最も確率の高いカテゴリが予測カテゴリです.

被験者 4 の場合

$$\log \frac{\gamma_1}{1 - \gamma_1} = -2.341 - (\boxed{0} + \boxed{-1.682} + 0.251 \times \boxed{0})$$

$$\Rightarrow \gamma_1 = 0.34 \qquad \Rightarrow \text{EST1\_1} = 0.34$$

$$\log \frac{\gamma_2}{1 - \gamma_2} = 0.232 - (\boxed{0} + \boxed{-1.682} + 0.251 \times \boxed{0})$$

$$\Rightarrow \gamma_2 = 0.87 \qquad \Rightarrow \text{EST2\_1} = 0.87 - 0.34 = 0.53$$

推定応答確率をみると，

	歯ブラシ なし	プラーク なし	プラーク すこし	プラーク かなり
No.2	2	0.07	0.43	0.50
No.3	2	0.06	0.38	0.57
No.5	2	0.10	0.49	0.42

となっているので

　　　　"歯ブラシを持っていない子はプラークが多い"

ことがわかります.

第7章 コルモゴロフ・スミルノフの検定

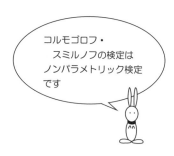

7.1 コルモゴロフ・スミルノフの検定のはなし

コルモゴロフ・スミルノフの検定には，いくつかの型があります．

ここでは，2つのグループ A, B の差の検定について考えましょう．

コルモゴロフ・スミルノフの検定は，

"2つの経験分布関数の差を調べる"

ことから始まります．

ところで，経験分布関数とは……？

> コルモゴロフ・
> スミルノフの検定は
> ノンパラメトリック検定
> です

■経験分布関数の定義

大きさ N のデータ

$$\{ x_1 \quad x_2 \quad x_3 \quad \cdots \quad x_N \}$$

に対し

$$F_N(x) = \boxed{\dfrac{x \text{ 以下のデータの個数}}{N}}$$

としたとき，

この $F_N(x)$ を $\{ x_1 \quad x_2 \quad \cdots \quad x_N \}$ の経験分布関数といいます．

次の具体例を見てみましょう．

だけど
ピンときません！

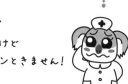

■経験分布関数の例

大きさ 10 のデータが与えられたとき……

表7.1.1　グループ A のデータ

No.	1	2	3	4	5	6	7	8	9	10
x	22	24	20	35	41	38	30	24	35	24

この 10 個のデータを，次のように並べ替えて，経験分布関数を作ります.

$$20 < 22 < 24 \leqq 24 \leqq 24 < 30 < 35 \leqq 35 < 38 < 41$$

表7.1.2　グループ A の経験分布関数

データ	度数	累積度数	確率	経験分布関数$F_N(x)$
20	1	1	$\frac{1}{10}$	$\frac{1}{10}$
22	1	2	$\frac{1}{10}$	$\frac{2}{10}$
24	3	5	$\frac{3}{10}$	$\frac{5}{10}$
30	1	6	$\frac{1}{10}$	$\frac{6}{10}$
35	2	8	$\frac{2}{10}$	$\frac{8}{10}$
38	1	9	$\frac{1}{10}$	$\frac{9}{10}$
41	1	10	$\frac{1}{10}$	$\frac{10}{10}$

確率を次々と
合計したものが
経験分布関数です

つまり，経験分布関数とは
各データ x_1 に対し
確率 $\frac{1}{N}$ を与えた確率分布の
分布関数のことです

したがって，2つのグループA，Bのデータが与えられたとき

> **手順1.** グループAの経験分布関数 $F_N(x)$ を求める
>
> **手順2.** グループBの経験分布関数 $G_N(x)$ を求める
>
> **手順3.** 2つの経験分布関数の差 $F_N(x) - G_N(x)$ を調べる

この3つの手順により，グループ間の差の検定をすることができます.

この検定のことを**コルモゴロフ・スミルノフの検定**といいます.

具体的には，次のようになります.

手順1. グループAの経験分布関数 $F_N(x)$ を求めます.

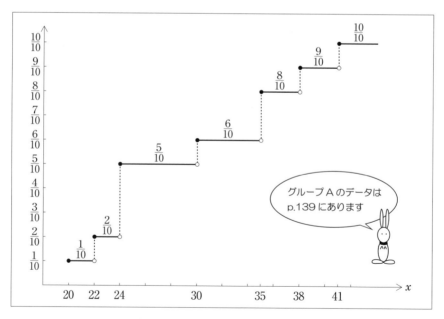

図7.1.1　グループ A の経験分布関数 $F_N(x)$ のグラフ

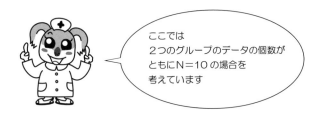

ここでは
2つのグループのデータの個数が
ともにN＝10の場合を
考えています

表 7.1.3　グループ B のデータ

No.	1	2	3	4	5	6	7	8	9	10
x	40	32	43	23	43	36	40	36	40	40

手順 2.　グループ B の経験分布関数 $G_N(x)$ を求めます.

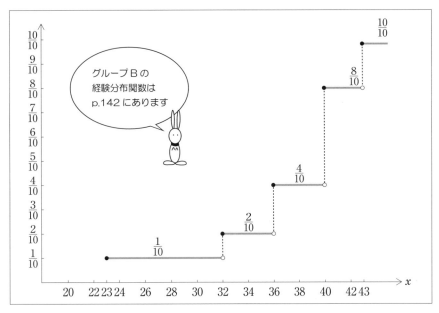

図 7.1.2　グループ B の経験分布関数 $G_N(x)$ のグラフ

手順3. 2つの経験分布関数のグラフを重ねあわせ，

2つの経験分布関数の差を調べます．

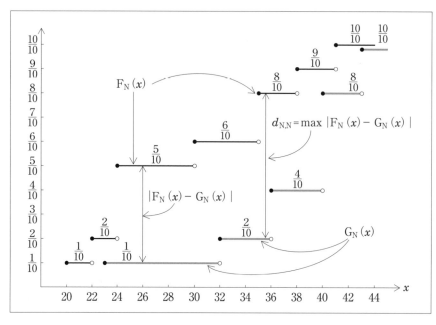

図7.1.3　$F_N(x)$と$G_N(x)$のグラフ

グループBの経験分布関数は，次のようになります．

表7.1.4　グループBの経験分布関数

x	23	32	36	40	43
$G_N(x)$	$\dfrac{1}{10}$	$\dfrac{2}{10}$	$\dfrac{4}{10}$	$\dfrac{8}{10}$	$\dfrac{10}{10}$

2つの経験分布関数の
差を調べて
差の絶対値をとります

2つの経験分布関数 $F_N(x)$ と $G_N(x)$ の差の絶対値

$$|F_N(x) - G_N(x)|$$

は，次のようになります．

表 7.1.5　2つの経験分布関数の差 $|F_N(x) - G_N(x)|$

データ x	$F_N(x)$	$G_N(x)$	$\|F_N(x) - G_N(x)\|$
20	$\dfrac{1}{10}$	$\left(\dfrac{0}{10}\right)$	$\left\|\dfrac{1}{10}-\dfrac{0}{10}\right\| = \dfrac{1}{10}$
22	$\dfrac{2}{10}$	$\left(\dfrac{0}{10}\right)$	$\left\|\dfrac{2}{10}-\dfrac{0}{10}\right\| = \dfrac{2}{10}$
23	$\left(\dfrac{2}{10}\right)$	$\dfrac{1}{10}$	$\left\|\dfrac{2}{10}-\dfrac{1}{10}\right\| = \dfrac{1}{10}$
24	$\dfrac{5}{10}$	$\left(\dfrac{1}{10}\right)$	$\left\|\dfrac{5}{10}-\dfrac{1}{10}\right\| = \dfrac{4}{10}$
30	$\dfrac{6}{10}$	$\left(\dfrac{1}{10}\right)$	$\left\|\dfrac{6}{10}-\dfrac{1}{10}\right\| = \dfrac{5}{10}$
32	$\left(\dfrac{6}{10}\right)$	$\dfrac{2}{10}$	$\left\|\dfrac{6}{10}-\dfrac{2}{10}\right\| = \dfrac{4}{10}$
35	$\dfrac{8}{10}$	$\left(\dfrac{2}{10}\right)$	$\left\|\dfrac{8}{10}-\dfrac{2}{10}\right\| = \dfrac{6}{10}$
36	$\left(\dfrac{8}{10}\right)$	$\dfrac{4}{10}$	$\left\|\dfrac{8}{10}-\dfrac{4}{10}\right\| = \dfrac{4}{10}$
38	$\dfrac{9}{10}$	$\left(\dfrac{4}{10}\right)$	$\left\|\dfrac{9}{10}-\dfrac{4}{10}\right\| = \dfrac{5}{10}$
40	$\left(\dfrac{9}{10}\right)$	$\dfrac{8}{10}$	$\left\|\dfrac{9}{10}-\dfrac{8}{10}\right\| = \dfrac{1}{10}$
41	$\dfrac{10}{10}$	$\left(\dfrac{8}{10}\right)$	$\left\|\dfrac{10}{10}-\dfrac{8}{10}\right\| = \dfrac{2}{10}$
43	$\left(\dfrac{10}{10}\right)$	$\dfrac{10}{10}$	$\left\|\dfrac{10}{10}-\dfrac{10}{10}\right\| = 0$

← $\max|F_N(x) - G_N(x)|$

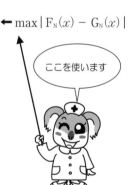

ここを使います

このとき，２つの経験分布関数の差の最大値

$$d_{\mathrm{N,N}} = \max |\mathrm{F_N}(x) - \mathrm{G_N}(x)| = \frac{6}{10}$$

に対する有意確率は，次のような数表から求めることができます．

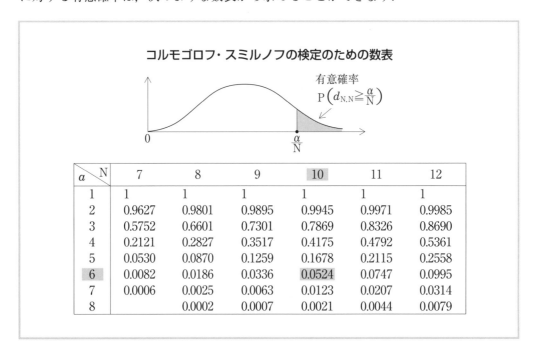

コルモゴロフ・スミルノフの検定のための数表

有意確率
$$\mathrm{P}\!\left(d_{\mathrm{N,N}} \geqq \frac{\alpha}{\mathrm{N}}\right)$$

a ＼ N	7	8	9	10	11	12
1	1	1	1	1	1	1
2	0.9627	0.9801	0.9895	0.9945	0.9971	0.9985
3	0.5752	0.6601	0.7301	0.7869	0.8326	0.8690
4	0.2121	0.2827	0.3517	0.4175	0.4792	0.5361
5	0.0530	0.0870	0.1259	0.1678	0.2115	0.2558
6	0.0082	0.0186	0.0336	0.0524	0.0747	0.0995
7	0.0006	0.0025	0.0063	0.0123	0.0207	0.0314
8		0.0002	0.0007	0.0021	0.0044	0.0079

したがって，この数表を使うと

$$\text{有意確率 } \mathrm{P}\!\left(d_{\mathrm{N,N}} \geqq \frac{6}{10}\right) = 0.0524$$

なので

有意確率 $0.0524 >$ 有意水準 0.05

となります．

よって，仮説は棄却されないのですが…．

☞ p.145 要注意

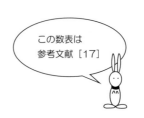

この数表は
参考文献［17］

ところで，この検定の仮説は？

もちろん，この仮説は

　　　仮説 H_0：２つのグループの間に差はない

ですね！

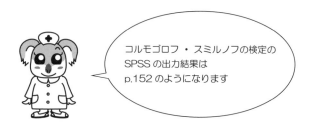

コルモゴロフ・スミルノフの検定の
SPSS の出力結果は
p.152 のようになります

参考文献［8］

有意確率 $P\left(d_{N,N} \geqq \dfrac{6}{10}\right)$ の不等号のところを

$$P\left(d_{N,N} > \dfrac{6}{10}\right)$$

にすると……

$$0.0123 = P\left(d_{N,N} > \dfrac{6}{10}\right) \overset{\text{有意水準}}{<} \quad 0.05 \quad < P\left(d_{N,N} \geqq \dfrac{6}{10}\right) = 0.0524$$

となります

したがって，有意水準 0.05 の形式的な適用は慎重に *!!*

【データ入力の型】

表 7.1.1 と 7.1.3 のデータは，次のように入力します．

	グループ	測定値	var	var
1	1	22		
2	1	24		
3	1	20		
4	1	35		
5	1	41		
6	1	38		
7	1	30		
8	1	24		
9	1	35		
10	1	24		
11	2	40		
12	2	32		
13	2	43		
14	2	23		
15	2	43		
16	2	36		
17	2	40		
18	2	36		
19	2	40		
20	2	40		
21				

	グループ	測定値	var	var
1	グループA	22		
2	グループA	24		
3	グループA	20		
4	グループA	35		
5	グループA	41		
6	グループA	38		
7	グループA	30		
8	グループA	24		
9	グループA	35		
10	グループA	24		
11	グループB	40		
12	グループB	32		
13	グループB	43		
14	グループB	23		
15	グループB	43		
16	グループB	36		
17	グループB	40		
18	グループB	36		
19	グループB	40		
20	グループB	40		
21				

値ラベルは
このようになります

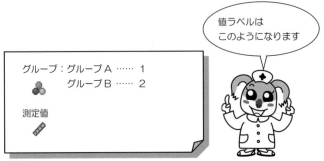

グループ：グループ A …… 1
　　　　　グループ B …… 2

測定値

7.2 コルモゴロフ・スミルノフの検定の手順

【統計処理の手順】

手順 1 分析(A) のメニューから，ノンパラメトリック検定(N) を選択.

さらに，独立サンプル(I) を選択します.

	🎵 グループ	🖊 測定値	var	v		var	var	var
1	1	22						
2	1	24						
3	1	20						
4	1	35						
5	1	41						
6	1	38						
7	1	30						
8	1	24						
9	1	35						
10	1	24						
11	2	40						
12	2	32						
13	2	43						
14	2	23						
15	2	43						
16	2	36						
17	2	40						
18	2	36						
19	2	40						
20	2	40						
21								
22								
23								
24								
25								
26								
27								
28								
29								
30								

メニュー項目：
ファイル(F) 編集(E) 表示(V) データ(D) 変換(T) 分析(A) グラフ(G) ユーティリティ(U) 拡張機能(X) ウィンドウ(W) ヘル

分析(A) メニュー：
- 検定力分析(W) ›
- メタ分析 ›
- 報告書(P) ›
- 記述統計(E) ›
- ベイズ統計(Y) ›
- テーブル(B) ›
- 平均の比較(M) ›
- 一般線型モデル(G) ›
- 一般化線型モデル(Z) ›
- 混合モデル(X) ›
- 相関(C) ›
- 回帰(R) ›
- 対数線型(O) ›
- ニューラル ネットワーク ›
- 分類(F) ›
- 次元分解(D) ›
- 尺度(A) ›
- ノンパラメトリック検定(N) ›
- 時系列(T) ›
- 生存分析(S) ›
- 多重回答(U) ›
- 欠損値分析(V)...
- 多重代入(I) ›
- コンプレックス サンプル(L) ›
- シミュレーション...
- 品質管理(Q) ›
- 空間および時間モデリング...
- ダイレクト マーケティング(K) ›
- IBM SPSS Amos 28

ノンパラメトリック検定(N) サブメニュー：
- 1 サンプル(O)...
- 独立サンプル(I)...
- 対応サンプル(R)...
- Quade Nonparametric ANCOVA
- 過去のダイアログ(L)

手順 2 次の画面になったら，

○ 分析のカスタマイズ(C)

そして，フィールド をクリック．

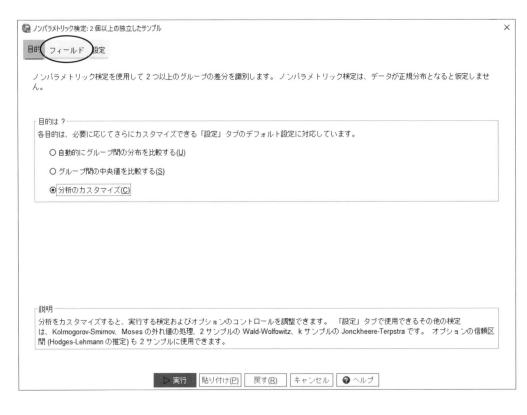

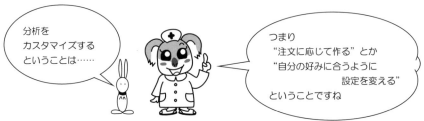

分析を
カスタマイズする
ということは……

つまり
"注文に応じて作る" とか
"自分の好みに合うように
設定を変える"
ということですね

手順3 次のフィールドの画面になったら,

<pre>
測定値   を   検定フィールド(T)
グループ   を   グループ(G)
</pre>

に移動します.

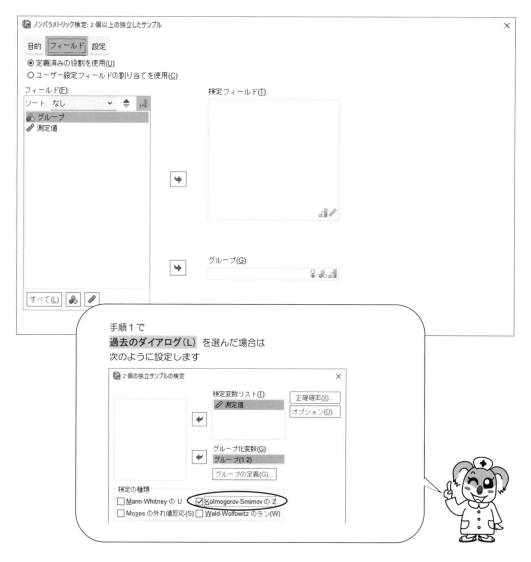

ノンパラメトリック検定: 2 個以上の独立したサンプル　　　　　　　　　　　　　　×

目的　フィールド　設定

⦿ 定義済みの役割を使用(U)
◯ ユーザー設定フィールドの割り当てを使用(C)

フィールド(F):

ソート: なし

🔧 グループ
📏 測定値

検定フィールド(T):

グループ(G):

すべて(L)

手順1で
過去のダイアログ(L) を選んだ場合は
次のように設定します

2 個の独立サンプルの検定　　　　　　　　　　　×

検定変数リスト(T):
📏 測定値

正確確率(X)...
オプション(O)...

グループ化変数(G):
グループ(1 2)
グループの定義(G)...

検定の種類
☐ Mann-Whitney の U　　☑ Kolmogorov-Smirnov の Z
☐ Moses の外れ値反応(S)　☐ Wald-Wolfowitz のラン(W)

手順④ 次のように，フィールドの変数を，それぞれ移動します．

そして，設定 をクリック.

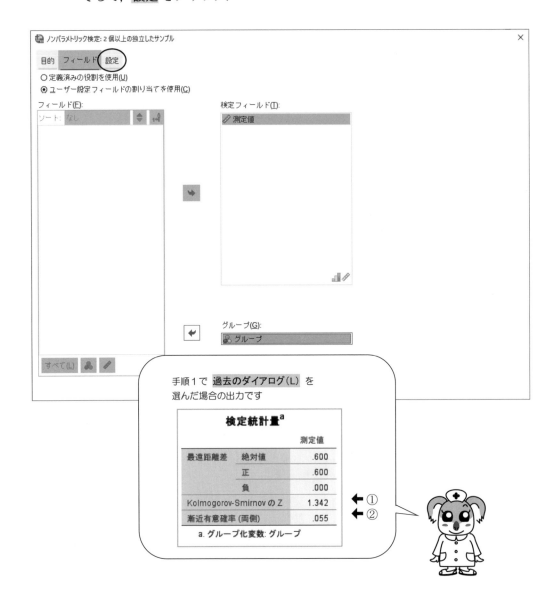

ノンパラメトリック検定: 2 個以上の独立したサンプル　　　　　　　　　×

目的　フィールド　設定

○ 定義済みの役割を使用(U)
◉ ユーザー設定フィールドの割り当てを使用(C)

フィールド(F):　　　　　　　　　　　　　検定フィールド(T):

ソート: なし　　　　　　　　　　　　　　⬧ 測定値

すべて(L)　♣　✎

グループ(G):

♣ グループ

手順1で 過去のダイアログ(L) を
選んだ場合の出力です

検定統計量^a

		測定値
最遠距離差	絶対値	.600
	正	.600
	負	.000
Kolmogorov-Smirnov の Z		1.342	← ①
漸近有意確率 (両側)		.055	← ②
a. グループ化変数: グループ		

手順 5 次の設定の画面になったら，

          ○　検定のカスタマイズ(C)

をクリックして，

          □　Kolmogorov-Smirnov(2サンプル)(V)

を選択します．

あとは，　　実行　　ボタンをマウスでカチッ！

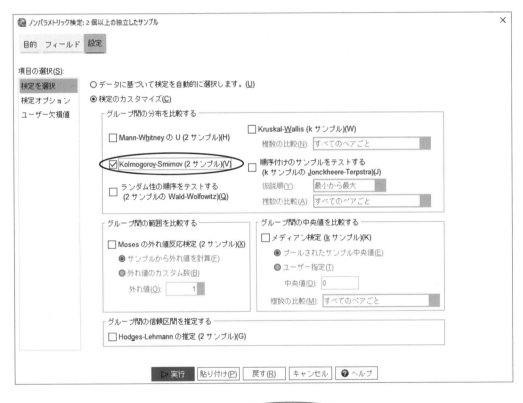

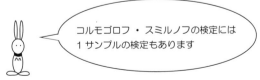

コルモゴロフ・スミルノフの検定には
1 サンプルの検定もあります

【SPSS による出力】 ——コルモゴロフ・スミルノフの検定——

仮説検定の要約

	帰無仮説	検定	有意確率[a,b]	決定
1	測定値 の分布は グループ のカテゴリで同じです。	独立サンプルによる Kolmogorov-Smirnov 検定	.055	帰無仮説を棄却 できません。

a. 有意水準は .050 です。

b. 漸近的な有意確率が表示されます。

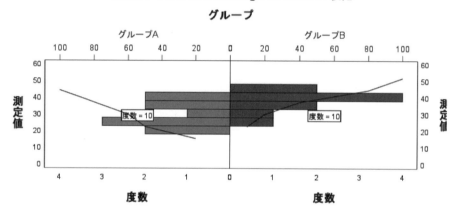

独立サンプルによる Kolmogorov-Smirnov 検定

グループ

独立サンプルによる Kolmogorov-Smirnov 検定の要約

合計数		20	
最遠距離差	絶対値	.600	
	正	.600	
	負	.000	
検定統計量		1.342	← ①
漸近有意確率 (両側検定)		.055	← ②

【出力結果の読み取り方】 ——コルモゴロフ・スミルノフの検定——

←①　検定統計量 $Z = \left| \dfrac{6}{10} \right| \times \sqrt{\dfrac{10 \times 10}{10 + 10}} = 1.342$

←②　漸近有意確率 0.055 ＞有意水準 0.05

　　なので，仮説 H_0 は棄てられません.

　　したがって，グループAとグループBの間に差があるとはいえません.

コルモゴロフ・スミルノフの検定は
高度な数学的内容を含んでいます！

ところで…
漸近有意確率の計算は、次のようになります

SPSS のアルゴリズム

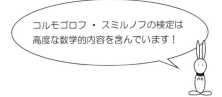

$$p = \begin{cases} 1 & 0 \leq Z < 0.27 \\ 1 - \dfrac{\sqrt{2\pi}}{Z}(Q + Q^9 + Q^{25}), Q = e^{-2\pi^2}/8Z^2 & 0.27 \leq Z < 1 \\ 2(Q - Q^4 + Q^9 - Q^{16}), \quad Q = e^{-2Z^2} & 1 \leq Z < 3.1 \\ 0 & Z \leq 3.1 \end{cases}$$

$p = \quad 2 \times (Q - Q^4 + Q^9 - Q^{16}), Q = exp(-2 \times 1.342^2)$

$= \quad 0.054646$

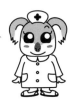

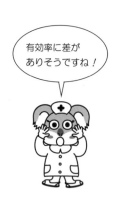

有効率に差が
ありそうですね！

第8章 マンテル・ヘンツェル検定

8.1 マンテル・ヘンツェル検定のはなし

マンテル・ヘンツェル検定とは,

　　　"2つのグループの有効率の差の検定"

のことです.

　次のデータを見てみましょう.

表8.1.1　薬Aと薬Bの有効率

グループ	有　効	無　効	有効率
薬A	130人	70人	0.65
薬B	70人	130人	0.35

　このようなデータの場合

$$薬Aの有効率\cdots\cdots \quad \frac{130}{130+70} = 0.65$$

$$薬Bの有効率\cdots\cdots \quad \frac{70}{70+130} = 0.35$$

ですから, 薬Aの方が薬Bより有効と考えられます.

　ところが, このデータは**シンプソンのパラドックス**と呼ばれているもので,

次のような層別データを併合して作られています.

次の2つの表の有効率を見ると……

表 8.1.2　若年の層

層1 若年		有　効	無　効	有効率
	薬A	120人	40人	0.75
	薬B	30人	10人	0.75

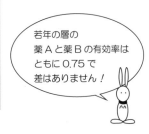

若年の層の
薬Aと薬Bの有効率は
ともに 0.75 で
差はありません！

表 8.1.3　老年の層

層2 老年		有　効	無　効	有効率
	薬A	10人	30人	0.25
	薬B	40人	120人	0.25

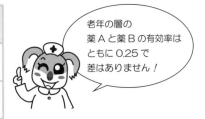

老年の層の
薬Aと薬Bの有効率は
ともに 0.25 で
差はありません！

若年の層も老年の層も薬Aと薬Bの有効率に差はありません.

ということは??

表 8.1.1 と比べてみれば，確かに変ですね！

層別データの場合，その2つの層を1つにまとめると，このような

困った問題が起こる

ことがあります.

このような層別のアンバランスがあるとき，それを調整して差の検定をする手法，
それが**マンテル・ヘンツェル検定**なのです

次のデータは，脳卒中後の認知症患者に対する抗うつ剤の効果について
調査した結果です．

アルツハイマー型認知症と血管性認知症について，2種類の抗うつ剤A，Bを
投与したところ，認知症の改善に有効だった人と無効だった人は，
次のようになりました．

表8.1.4　データ

層	抗うつ剤	効　果	
		有効	無効
層1 アルツハイマー型認知症	抗うつ剤A	29人	11人
	抗うつ剤B	42人	18人
層2 血管性認知症	抗うつ剤A	53人	24人
	抗うつ剤B	27人	32人

2種類の抗うつ剤A，Bの有効性に差があるのでしょうか？

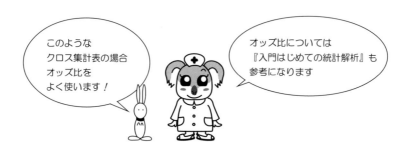

このような
クロス集計表の場合
オッズ比を
よく使います！

オッズ比については
『入門はじめての統計解析』も
参考になります

■マンテル・ヘンツェル検定の手順

マンテル・ヘンツェル検定は，次の2段階からなっています．

手順 1. はじめに，次の仮説を検定します．

仮説 H_0：アルツハイマー型のオッズ比と血管性のオッズ比は同じ

この検定を**ブレスロー・デイの検定**といいます．

- この手順1の仮説が棄却されると，層ごとに

層1 …… 抗うつ剤 A, B の比較

層2 …… 抗うつ剤 A, B の比較

をします．

- この手順1の仮説が棄却されないときは，共通のオッズ比を仮定して，

次の手順2へ進みます．

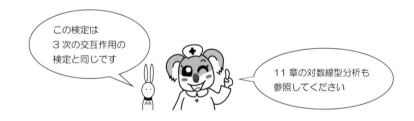

この検定は
3次の交互作用の
検定と同じです

11章の対数線型分析も
参照してください

手順 2. 次の仮説を検定します．

仮説 H_0：抗うつ剤 A，B の有効性は同じ

この検定を**マンテル・ヘンツェル検定**といいます．

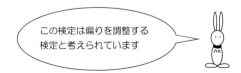

この検定は偏りを調整する
検定と考えられています

【データ入力の型】

表 8.1.4 のデータは，次のように入力します．

ただし，患者数は**重み付け**が必要です *!!*

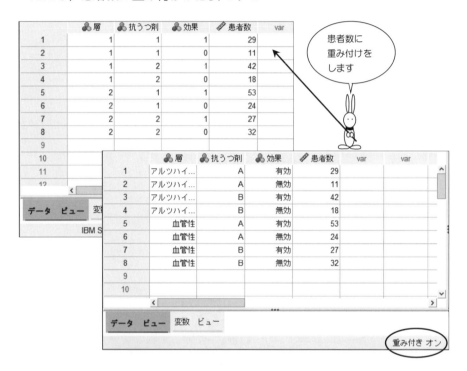

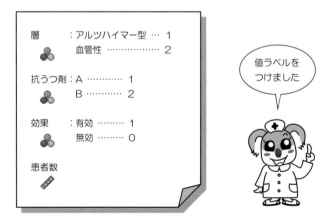

● 重み付けのための手順 ●

手順①　データ(D) をクリックして，ケースの重み付け(W) を選択します．

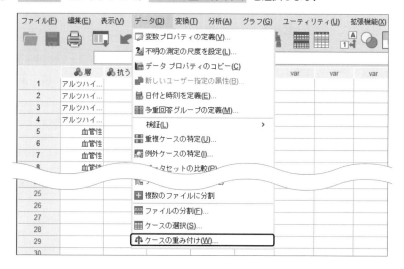

手順②　次の画面が現れたら，ケースの重み付け(W) を選んで，

患者数 を 度数変数(F) に移動し，OK ボタンをクリックします．

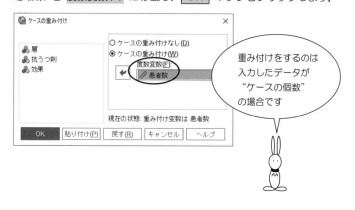

重み付けをするのは
入力したデータが
"ケースの個数"
の場合です

8.2 マンテル・ヘンツェル検定の手順

【統計処理の手順】

手順 ① 分析(A) のメニューから, 記述統計(E) を選択.

続いて, クロス集計表(C) を選択します.

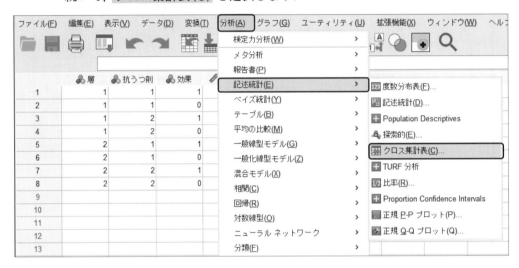

手順 ② 次の画面になったら, 抗うつ剤を 行(O) へ, 効果を 列(C) へ,

層を 層1/1 へ移動します. そして, 統計量(S) をクリック.

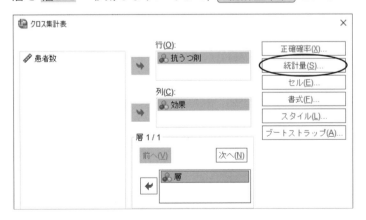

手順③ 次の統計量の画面になったら,

CochranとMantel-Haenszelの統計量（A）をチェックして, 続行 .

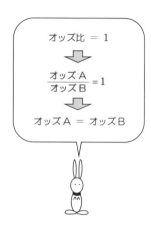

手順④ 次の画面にもどったら, あとは OK ボタンをマウスでカチッ!

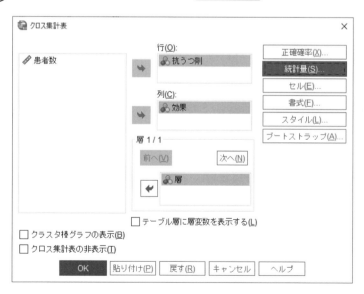

【SPSS による出力・その1】 ——マンテル・ヘンツェル検定——

オッズ比の等質性の検定

	カイ2乗	自由度	漸近有意確率 (両側)	
Breslow-Day	2.130	1	.144	← ①
Tarone	2.128	1	.145	

条件付独立の検定

	カイ2乗	自由度	漸近有意確率 (両側)	
Cochran	5.293	1	.021	← ②
Mantel-Haenszel	4.636	1	.031	← ③

条件付き独立性仮定のもとでは、Cochran の統計量は、層の数が固定されている場合にのみ自由度1のカイ2乗分布として漸近分布しますが、Mantel-Haenszel の統計量は、常に自由度1のカイ2乗分布として漸近分布します。観測値と期待値との差の総和が0である場合に連続性修正が Mantel-Haenszel の統計量から取り除かれます。

Mantel-Haenszel の共通オッズ比の推定値

推定値			.530	
ln(推定値)			-.634	← ④
ln(推定値) の標準誤差			.280	
漸近有意確率 (両側)			.024	
漸近 95% 信頼区間	共通オッズ比	下限	.307	
		上限	.918	
	ln(共通オッズ比)	下限	-1.183	
		上限	-.085	

Mantel-Haenszel の共通オッズ比の推定値は、1.000 の仮定の共通オッズ比のもとで漸近的に正規分布します。したがって、推定値の自然対数です。

【出力結果の読み取り方・その 1】 ──マンテル・ヘンツェル検定──

←① Breslow-Day の検定です．仮説は次のようになります．

　　　仮説 H_0：アルツハイマー型のオッズ比と血管性のオッズ比は等しい

　　検定統計量は 2.130 です．

　　　有意確率 0.144 ＞有意水準 0.05

なので，仮説 H_0 は棄てられません．

　したがって，共通のオッズ比を仮定して

よさそうです．

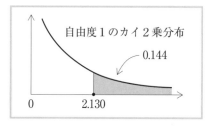

図 8.2.1

←② Cochran の検定です．この検定を Mantel-Haenszel 検定ともいいます．

　　　仮説 H_0：抗うつ剤 A と抗うつ剤 B の有効性は同じ

この仮説 H_0 は

　　　仮説 H_0：共通のオッズ比 = 1

といいかえても同じです．

検定統計量は 5.293 です．

　　　有意確率 0.021 ≦有意水準 0.05

なので，仮説 H_0 は棄てられます．

　したがって，抗うつ剤 A と抗うつ剤 B の

有効性に差があります．

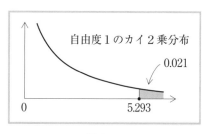

図 8.2.2

←③ この Mantel-Haenszel 検定は，②を連続修正した検定です． ☞ p.165

　　仮説 H_0 は②と同じです．

←④ 共通のオッズ比が 0.530 です．

　　対数オッズ比は $\log(0.530) = -0.634$ です．

【SPSS による出力・その2】 ──マンテル・ヘンツェル検定──

抗うつ剤 と 効果 と 層 のクロス表

度数

層			効果 無効	効果 有効	合計
アルツハイマー型	抗うつ剤	A	11	29	40
		B	18	42	60
	合計		29	71	100
血管性	抗うつ剤	A	24	53	77
		B	32	27	59
	合計		56	80	136
合計	抗うつ剤	A	35	82	117
		B	50	69	119
	合計		85	151	236

← ⑤

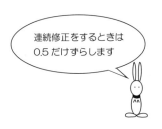

連続修正をするときは
0.5 だけずらします

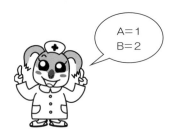

A＝1
B＝2

【出力結果の読み取り方・その 2】 ——マンテル・ヘンツェル検定——

◀⑤ このクロス表から，連続修正された Mantel-Haenszel の検定統計量を
求めてみましょう．

$$検定統計量 = \frac{\left\{ \left| (11+24) - \left(\frac{29 \times 40}{100} \times \frac{56 \times 77}{136} \right) \right| - 0.5 \right\}^2}{\dfrac{29 \times 71 \times 40 \times 60}{100^2 \times (100-1)} + \dfrac{56 \times 80 \times 77 \times 59}{136^2 \times (136-1)}}$$

$$= \frac{60.932}{13.142}$$

$$= 4.636$$

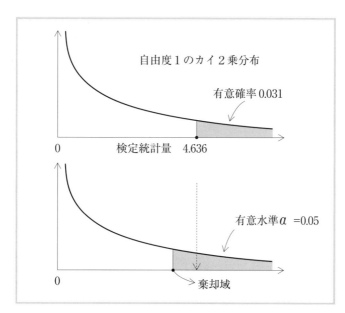

図 8.2.3　検定統計量と棄却域

第9章 カプラン・マイヤー法

9.1 カプラン・マイヤー法のはなし

カプラン・マイヤー法とは，図 9.1.1 のような

> "生存率曲線を求める手法"

です．

したがって，治療効果判定の際には，なくてはならない手法ですね *!!*

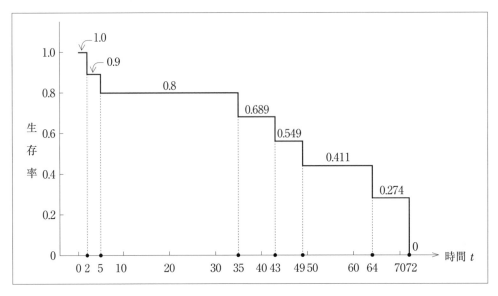

図 9.1.1　生存率曲線

166

たとえば，２種類の治療法Ａ，Ｂに対して，それぞれ
カプラン・マイヤー法で生存率曲線を求めると，次の図

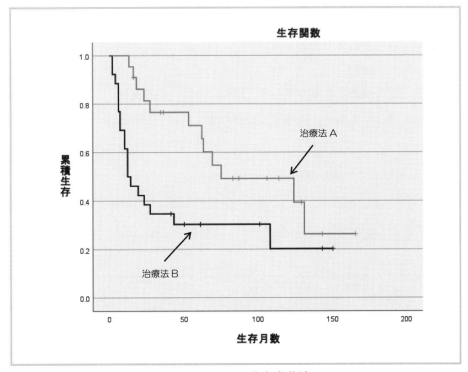

図9.1.2　２つの生存率曲線

のようになるので，この２本の生存率曲線を比較することにより

　　　　"どちらの治療法がすぐれているのか？"

を調べることができそうです．

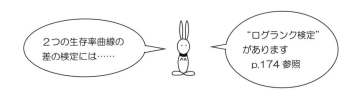

■生存率と中途打ち切りデータの取り扱い方

この生存率の定義はカンタンです.

$$時点\ t\ までの生存率 = 1 - \frac{時点\ t\ の直前までの死亡者数}{時点\ 0\ での生存者数}$$

たとえば, "10人の患者さんのうち3人が死亡" という状況を
時間 t を追って調べてみると, 次のようになります.

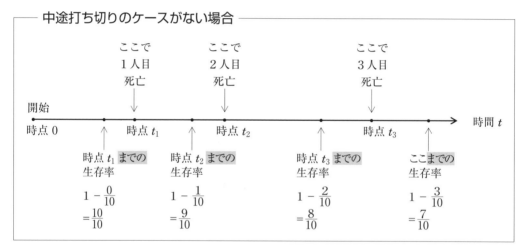

図9.1.3 時点 t を細分化してみると

ところが, 患者さんの中には, 退院する方もいます.
このような

"中途打ち切りとなるケース"
は, どのように取り扱えばいいのでしょうか?

そこで，時点 t での生存率を次のように定義します．

$$\text{時点 } t \text{ での生存率} = 1 - \frac{\text{時点 } t \text{ での死亡者数}}{\underline{\text{直前}}\text{の生存者数}} \quad (= 1 - \text{瞬間死亡率})$$

この定義を使うと，表 9.1.3 は次のように表現できます．

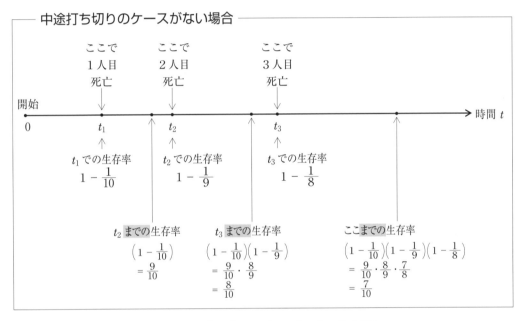

図 9.1.4 打ち切りのないデータの生存率

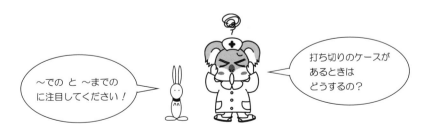

つまり,

時点 t_2 までの生存率 $= \dfrac{10}{10} \times \dfrac{9}{10}$

$=$ 時点 t_1 までの生存率 × 時点 t_1 での生存率

時点 t_3 までの生存率 $= \dfrac{9}{10} \times \dfrac{8}{9}$

$=$ 時点 t_2 までの生存率 × 時点 t_2 での生存率

$\vdots$

時点 t_{n-1} までの生存率 $=$ 時点 t_{n-2} までの生存率 × 時点 t_{n-2} での生存率

時点 t_n までの生存率 $=$ 時点 t_{n-1} までの生存率 × 時点 t_{n-1} での生存率

となるので, 次の公式が成り立ちます.

時点 t_n までの 生存率 $=$ 時点 t_1 での生存率 × 時点 t_2 での生存率

$\times \cdots \times$ 時点 t_{n-1} での生存率 $\qquad (n \geqq 2)$

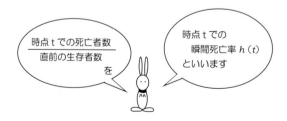

時点 t での死亡者数 ÷ 直前の生存者数 を 時点 t での 瞬間死亡率 $h(t)$ といいます

したがって，打ち切りのデータがあるときにも，次のように，
時点 t での生存率を，次々にかけ算すればよいことがわかります．

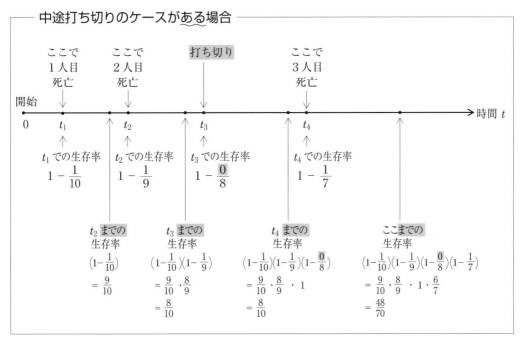

図 9.1.5　打ち切りのあるデータの生存率

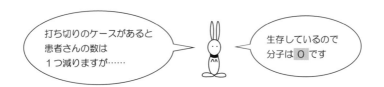

$$時点\ t_n\ までの\ 生存率\ S(t_n) = (1 - h(t_1)) \times (1 - h(t_2)) \times \cdots \times (1 - h(t_{n-1}))$$

$$(n \geqq 2)$$

9.2 カプラン・マイヤー法による生存率の求め方

次のデータは，10人の患者さんの生存時間を月単位で調査したものです．

表 9.2.1　データ

カルテNo.	生存月数	状　　態
1	12	打ち切り
2	35	死　亡
3	69	打ち切り
4	72	死　亡
5	43	死　亡
6	5	死　亡
7	40	打ち切り
8	49	死　亡
9	64	死　亡
10	2	死　亡

手順 1.　データを，生存月数の小さい方から大きい方へ並べ替えます．

カルテNo.	生存月数	状　　態
10	2	死　亡
6	5	死　亡
1	12	打ち切り
2	35	死　亡
7	40	打ち切り
5	43	死　亡
8	49	死　亡
9	64	死　亡
3	69	打ち切り
4	72	死　亡

手順2. 時点 t_{n-1} での生存率を次々にかけ算して，生存率 $S(t_n)$ を計算します．

生存月数 t	状　態	時点 t_{n-1} での生存率	時点 t_n までの生存率 $S(t_n)$
2	死　亡	$1-\dfrac{1}{10}=\dfrac{9}{10}$	
5	死　亡	$1-\dfrac{1}{9}=\dfrac{8}{9}$	$\dfrac{9}{10}=0.9$
12	打ち切り	$1-\dfrac{0}{8}=1$	$\dfrac{9}{10}\cdot\dfrac{8}{9}=0.8$
35	死　亡	$1-\dfrac{1}{7}=\dfrac{6}{7}$	$\dfrac{9}{10}\cdot\dfrac{8}{9}\cdot1=0.8$
40	打ち切り	$1-\dfrac{0}{6}=1$	$\dfrac{9}{10}\cdot\dfrac{8}{9}\cdot1\cdot\dfrac{6}{7}=0.686$
43	死　亡	$1-\dfrac{1}{5}=\dfrac{4}{5}$	$\dfrac{9}{10}\cdot\dfrac{8}{9}\cdot1\cdot\dfrac{6}{7}\cdot1=0.686$
49	死　亡	$1-\dfrac{1}{4}=\dfrac{3}{4}$	$\dfrac{9}{10}\cdot\dfrac{8}{9}\cdot1\cdot\dfrac{6}{7}\cdot1\cdot\dfrac{4}{5}=0.549$
64	死　亡	$1-\dfrac{1}{3}=\dfrac{2}{3}$	$\dfrac{9}{10}\cdot\dfrac{8}{9}\cdot1\cdot\dfrac{6}{7}\cdot1\cdot\dfrac{4}{5}\cdot\dfrac{3}{4}=0.411$
69	打ち切り	$1-\dfrac{0}{2}=1$	$\dfrac{9}{10}\cdot\dfrac{8}{9}\cdot1\cdot\dfrac{6}{7}\cdot1\cdot\dfrac{4}{5}\cdot\dfrac{3}{4}\cdot\dfrac{2}{3}=0.274$
72	死　亡	$1-\dfrac{1}{1}=0$	$\dfrac{9}{10}\cdot\dfrac{8}{9}\cdot1\cdot\dfrac{6}{7}\cdot1\cdot\dfrac{4}{5}\cdot\dfrac{3}{4}\cdot\dfrac{2}{3}\cdot1=0.274$
			$\dfrac{9}{10}\cdot\dfrac{8}{9}\cdot1\cdot\dfrac{6}{7}\cdot1\cdot\dfrac{4}{5}\cdot\dfrac{3}{4}\cdot\dfrac{2}{3}\cdot1\cdot0=0$

手順3. 生存月数を横軸に，生存率を縦軸にとり，生存率曲線を描きます．

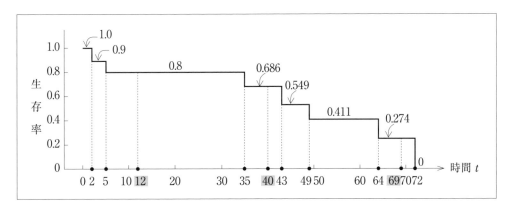

9.3 2つの生存率曲線の差の検定

　次のデータは，悪性脳腫瘍患者に対し，全摘出による手術と部分摘出による手術を
おこなった際の生存率を調査したものです．

　全摘出グループの生存率と部分摘出グループの生存率に差はあるのでしょうか？

　2つの生存率曲線の差の検定には，**ログランク検定**が知られています．

　ここでは，SPSS を使って，カプラン・マイヤー法とログランク検定を
実行してみましょう．

表 9.3.1　データ

No.	性別	摘出方法	結　　果	生存月数
1	男	全 摘 出	死　亡	53
2	女	部分摘出	死　亡	12
3	男	全 摘 出	生　存	143
4	男	全 摘 出	死　亡	63
5	男	部分摘出	死　亡	2
6	女	部分摘出	死　亡	6
7	女	全 摘 出	生　存	129
8	男	部分摘出	死　亡	2
9	女	部分摘出	死　亡	12
10	男	全 摘 出	生　存	165
11	女	部分摘出	死　亡	23
12	男	全 摘 出	死　亡	62
13	男	全 摘 出	死　亡	124
14	男	部分摘出	死　亡	6
15	男	全 摘 出	死　亡	13
16	女	部分摘出	生　存	150
17	男	部分摘出	生　存	143

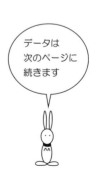

データは
次のページに
続きます

No.	性別	摘出方法	結　果	生存月数
18	女	部分摘出	死　亡	7
19	女	部分摘出	死　亡	4
20	男	全　摘　出	死　亡	18
21	女	全　摘　出	死　亡	16
22	女	部分摘出	死　亡	108
23	男	全　摘　出	生　存	114
24	女	全　摘　出	生　存	87
25	男	部分摘出	死　亡	27
26	男	全　摘　出	生　存	106
27	男	部分摘出	生　存	101
28	男	全　摘　出	生　存	83
29	男	全　摘　出	死　亡	69
30	男	部分摘出	死　亡	19
31	男	部分摘出	死　亡	14
32	女	部分摘出	死　亡	6
33	女	全　摘　出	死　亡	75
34	男	部分摘出	死　亡	10
35	男	全　摘　出	死　亡	23
36	女	全　摘　出	死　亡	131
37	女	部分摘出	死　亡	10
38	女	部分摘出	死　亡	43
39	女	部分摘出	生　存	61
40	男	部分摘出	生　存	61
41	男	部分摘出	死　亡	12
42	女	全　摘　出	生　存	36
43	女	部分摘出	生　存	50
44	男	部分摘出	死　亡	7
45	男	部分摘出	生　存	41
46	男	全　摘　出	生　存	16
47	男	全　摘　出	死　亡	27
48	男	全　摘　出	生　存	34

【データ入力の型】

表 9.3.1 は，次のように入力します．

	性別	摘出方法	結果	生存月数	var
1	1	1	0	53	
2	0	0	0	12	
3	1	1	1	143	
4	1	1	0	63	
5	1	0	0	2	
6	0	0			
7	0	1			
8	1	0			
9	0	0			
10	1	1			
11	0	0			
12	1	1			
13	1	1			
14	1	0			
15	1	1			
16	0	0			
17	1	0			
18					
43	0	0			
44	1	0			
45	1	0			
46	1	1			
47	1	1			
48	1	1			
49					

	性別	摘出方法	結果	生存月数	var
1	男	全摘出	死亡	53	
2	女	部分摘出	死亡	12	
3	男	全摘出	生存	143	
4	男	全摘出	死亡	63	
5	男	部分摘出	死亡	2	
6	女	部分摘出	死亡	6	
7	女	全摘出	生存	129	
8	男	部分摘出	死亡	2	
9	女	部分摘出	死亡	12	
10	男	全摘出	生存	165	
11	女	部分摘出	死亡	23	
12	男	全摘出	死亡	62	
13	男	全摘出	死亡	124	
14	男	部分摘出	死亡	6	
15	男	全摘出	死亡	13	
16	女	部分摘出	生存	150	
17	男	部分摘出	生存	143	
18			死亡		
		全摘出		36	
43	女	部分摘出	生存	50	
44	男	部分摘出	死亡	7	
	男	部分摘出	生存	41	
	男	全摘出	生存	16	
	男	全摘出	死亡	27	
	男	全摘出	生存	34	

性別 　：男 ………… 1
　　　　女 ………… 0

摘出方法：全摘出 …… 1
　　　　部分摘出 … 0

結果 　：生存 ……… 1
　　　　死亡 ……… 0

生存月数

値ラベルを
つけました

2つの生存率曲線の差の検定の手順

【統計処理の手順】

手順 ① 分析(A) のメニューから 生存分析(S) を選択. 続いて,

Kaplan-Meier(K) を選択します.

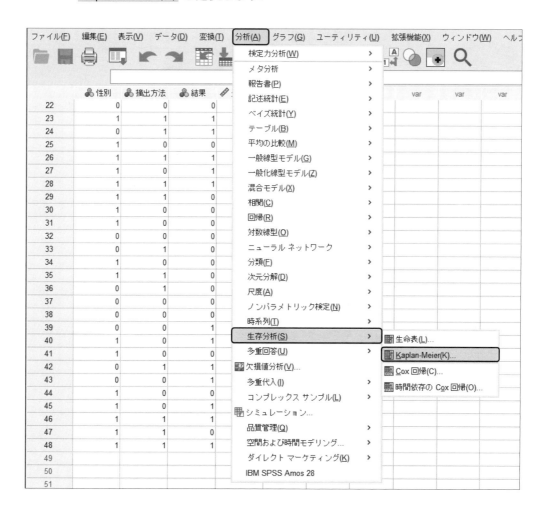

手順② 次の画面になったら，生存月数を 生存変数(T) へ，摘出方法を 因子(F) へ，

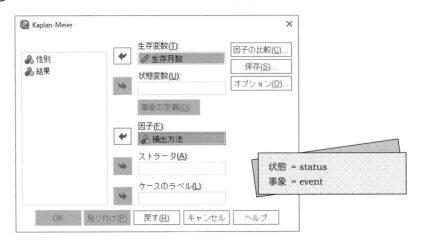

手順③ 続いて，結果を 状態変数(U) へ移動します．

そして，事象の定義(D) をクリック．

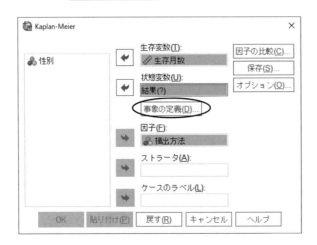

手順 4 次の事象の定義の画面になるので,

単一値(S) のワクの中へ 0 と入力し, そして, 続行 .

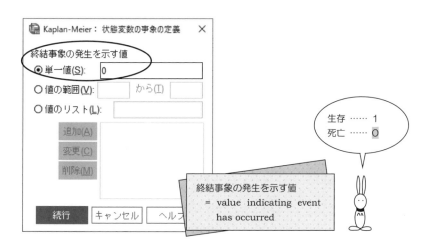

生存 …… 1
死亡 …… 0

終結事象の発生を示す値
= value indicating event
has occurred

手順 5 次の画面にもどると, 結果(?) が 結果(0) になっているはず.

次に, 因子の比較(C) をクリック.

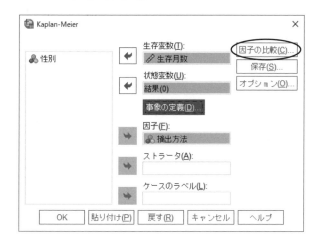

手順 6 次の因子の比較の画面になったら,

ログランク(L) をチェックして, 続行 します.

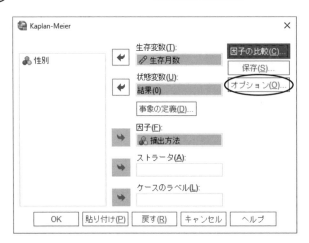

ログランク = log-rank

手順 7 次の画面にもどったら, オプション(O) をクリック.

手順 8 次のオプションの画面になったら，

累積生存率(V) をチェックして，｜ 続行 ｜．

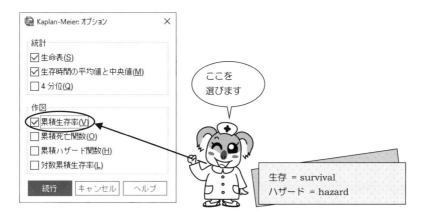

ここを
選びます

生存 ＝ survival
ハザード ＝ hazard

手順 9 次の画面にもどるので，

あとは，｜ OK ｜ボタンをマウスでカチッ！

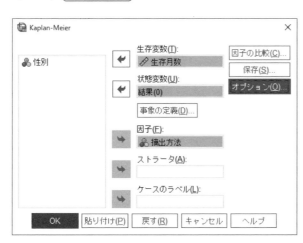

【SPSS による出力・その1】 ——2つの生存率曲線の差の検定——

生存率表

摘出方法		時刻	状態	その時点での累積生存率 推定値	その時点での累積生存率 標準誤差	累積終結事象 数	残りケースの 数
全摘出	1	13.000	死亡	.955	.044	1	21
	2	16.000	死亡	.909	.061	2	20
	3	16.000	生存	.	.	2	19
	4	18.000	死亡	.861	.074	3	18
	5	23.000	死亡	.813	.084	4	17
	6	27.000	死亡	.766	.092	5	16
	7	34.000	生存	.	.	5	15
	8	36.000	生存	.	.	5	14
	9	53.000	死亡	.711	.100	6	13
	10	62.000	死亡	.656	.106	7	12
	11	63.000	死亡	.602	.111	8	11
	12	69.000	死亡	.547	.113	9	10
	13	75.000	死亡	.492	.114	10	9
	14	83.000	生存	.	.	10	8
	15	87.000	生存	.	.	10	7
	16	106.000	生存	.	.	10	6
	17	114.000	生存	.	.	10	5
	18	124.000	死亡	.394	.127	11	4
	19	129.000	生存	.	.	11	3
	20	131.000	死亡	.262	.137	12	2
	21	143.000	生存	.	.	12	1
	22	165.000	生存	.	.	12	0

①

【出力結果の読み取り方・その1】

↑① 全摘出グループにおける生存率 $S(t)$ です.

累積生存関数ともいいます.

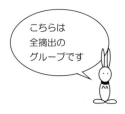

こちらは
全摘出の
グループです

【SPSS による出力・その2】 ──2つの生存率曲線の差の検定──

生存率表

摘出方法		時刻	状態	その時点での累積生存率 推定値	標準誤差	累積終結事象数	残りケースの数
部分摘出	1	2.000	死亡	.		1	25
	2	2.000	死亡	.923	.052	2	24
	3	4.000	死亡	.885	.063	3	23
	4	6.000	死亡	.	.	4	22
	5	6.000	死亡	.		5	21
	6	6.000	死亡	.769	.083	6	20
	7	7.000	死亡	.	.	7	19
	8	7.000	死亡	.692	.091	8	18
	9	10.000	死亡	.	.	9	17
	10	10.000	死亡	.615	.095	10	16
	11	12.000	死亡	.		11	15
	12	12.000	死亡	.	.	12	14
	13	12.000	死亡	.500	.098	13	13
	14	14.000	死亡	.462	.098	14	12
	15	19.000	死亡	.423	.097	15	11
	16	23.000	死亡	.385	.095	16	10
	17	27.000	死亡	.346	.093	17	9
	18	41.000	生存	.		17	8
	19	43.000	死亡	.303	.091	18	7
	20	50.000	生存	.		18	6
	21	61.000	生存	.		18	5
	22	61.000	生存	.		18	4
	23	101.000	生存	.		18	3
	24	108.000	死亡	.202	.102	19	2
	25	143.000	生存	.		19	1
	26	150.000	生存	.		19	0

↑
②

【出力結果の読み取り方・その2】

② 部分摘出グループにおける生存率 $S(t)$ です.

累積生存関数ともいいます.

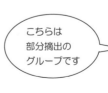

こちらは
部分摘出の
グループです

【SPSS による出力・その3】

全体の比較

	カイ 2 乗	自由度	有意確率
Log Rank (Mantel-Cox)	6.204	1	.013

← ③

さまざまなレベルの 摘出方法 の生存分布に関する等質性を
検定します。

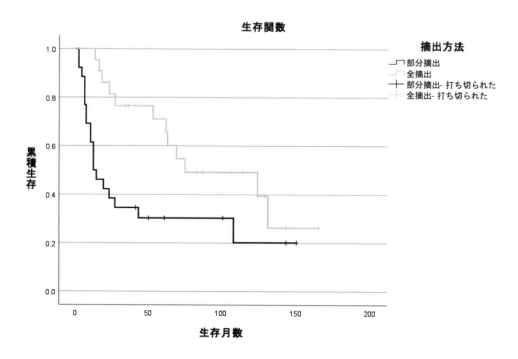

生存関数

摘出方法

- 部分摘出
- 全摘出
- 部分摘出- 打ち切られた
- 全摘出- 打ち切られた

【出力結果の読み取り方・その3】

←③　これが，ログランク検定です．

仮説は，次のようになっています．

　　仮説 H_0：2つの摘出方法による生存率に差はない

検定統計量 6.204 と有意確率の関係は，次のようになっています．

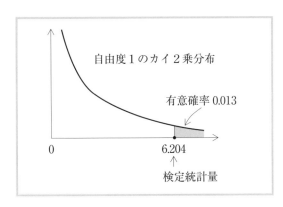

図 9.4.1　検定統計量と有意確率

　このとき

　　有意確率 0.013 ≦ 有意水準 0.05

なので，仮説 H_0 は棄てられます．

　したがって，

　　"全摘出法と部分摘出法とでは生存率に差がある"

ことがわかりました．

電卓によるカプラン・マイヤー法

次のデータを使って，カプラン・マイヤー法による生存率 $S(t_n)$ を求めてください．

表 9.4.1

カルテNo.	生存月数	状　　態
1	4	死　亡
2	28	死　亡
3	12	打ち切り
4	7	打ち切り
5	23	打ち切り
6	19	死　亡
7	34	打ち切り
8	9	死　亡
9	37	死　亡
10	15	死　亡

電卓と
グラフ用紙が
あれば……

カンタンに
カプラン・マイヤー法の
生存率と生存曲線を
求めることができます

手順1. データを，生存月数の小さい方から大きい方へ並べ替えてください．

カルテNo.	生存月数	状　態
1	4	死　亡
4	7	打ち切り

手順2. 時点 t_n までの生存率 $S(t_n)$ を計算してください．

生存月数 t	状　態	時点 t_{n-1} までの生存率	時点 t_n までの生存率 $S(t_n)$
4	死　亡	$1-\dfrac{1}{10}=\dfrac{9}{10}$	$\dfrac{9}{10}=0.9$
7	打ち切り	$1-\dfrac{0}{9}=1$	

手順3. 生存率曲線を描いてください．

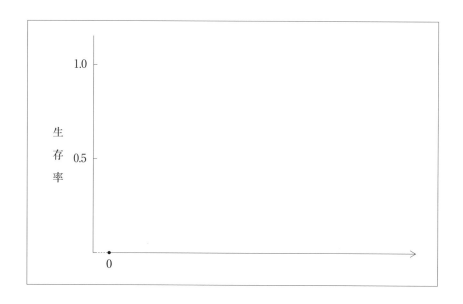

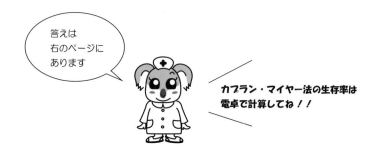

答えは
右のページに
あります

カプラン・マイヤー法の生存率は
電卓で計算してね！！

解答 生存率 $S(t_n)$

生存月数t	状　　態	時点t_nまでの生存率$S(t)$
4	死　　亡	
7	打ち切り	0.9000
9	死　　亡	0.9000
12	打ち切り	0.7875
15	死　　亡	0.7875
19	死　　亡	0.6563
23	打ち切り	0.5250
28	死　　亡	0.5250
34	打ち切り	0.3500
37	死　　亡	0.3500
		0.0000

生存率曲線のグラフ

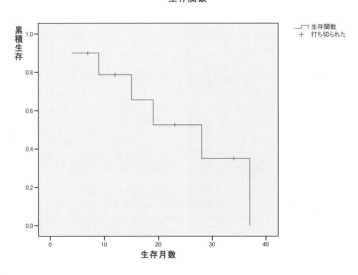

第 *10* 章　コックス回帰分析

10.1　コックス回帰分析のはなし

コックス回帰分析とは，比例ハザードモデルによる
生存率研究のための手法です．

> $h(t ; x_1, x_2, \cdots, x_p)$のことを
> "ハザード関数" といいます

この**比例ハザードモデル**は

$$\begin{cases} h_0(t) & \cdots\cdots基準となる瞬間死亡率 \\ h(t ; x_1, x_2, \cdots, x_p) & \cdots\cdots研究対象の瞬間死亡率 \end{cases}$$

としたとき，$h(t)$ と $h_0(t)$ が共変量 x_1, x_2, $\cdots$, x_p を用いて

研究対象の瞬間死亡率	基準となる瞬間死亡率	比例定数
$h(t ; x_1, x_2, \cdots, x_p) =$	$h_0(t)$	$\times \mathrm{Exp}(\beta_1 \cdot x_1 + \beta_2 \cdot x_2 + \cdots + \beta_p \cdot x_p)$

と表すモデルのことです．

共変量の部分が比例定数のようになっているので，**比例ハザード**といいます．

共変量 x_1, x_2, $\cdots$, x_p には

      1. 時間 t によらない共変量

      2. 時間依存性共変量

の2種類があります．

> "時間によらない共変量"
> とは「性別」のような
> 変数のことです

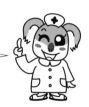

コックス回帰分析では，時間 t によらない共変量の方を取り扱います．

■コックス回帰分析をすると，何がわかるのでしょうか？

コックス回帰分析をすると，次のことがわかります．

その 1. 次の仮説を検定することができます．

$$\begin{cases} \text{仮説 } H_0 : \beta_1 = 0 \quad \cdots\cdots & \quad \text{共変量 } x_1 \text{ の係数} \\ \text{仮説 } H_0 : \beta_2 = 0 \quad \cdots\cdots & \quad \text{共変量 } x_2 \text{ の係数} \\ \quad \vdots & \\ \text{仮説 } H_0 : \beta_p = 0 \quad \cdots\cdots & \quad \text{共変量 } x_p \text{ の係数} \end{cases}$$

この仮説 H_0 が棄却されると，たとえば

$$\text{仮説 } H_0 : \beta_1 = 0$$

が棄却されると

$$\text{“} \beta_1 \neq 0 \text{”}$$

つまり

$$\text{“共変量 } x_1 \text{ は死亡率に影響を与えている”}$$

ことがわかります． ☞ p.202

共変量のことを
"予後因子" ともいいます

その 2. 生存関数 $S(t)$ のグラフを描くことができます． ☞ p.204

その 3. 生存率を求めることができます． ☞ p.206

要注意

ただし，コックス回帰をするときは，前提が 1 つ必要です．それが

$$\text{“比例ハザード性の成立”}$$

です． ☞ p.205, p.209, p.212

この章では，比例ハザード性を検証するために，多くのページを使います．

次のデータは，脳卒中での死亡に関する観察結果です．

脳卒中の危険因子としてよく登場するのが

　　　　　飲酒　や　HDL コレステロール

です．そこで，

　　　　　人種，年齢，飲酒，HDL コレステロール　を共変量

として，コックス回帰分析をしてみましょう．

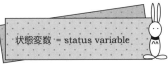
状態変数 = status variable

ここでは，脳卒中が状態変数になります．

表10.1.1　データ

カルテNo.	人種	年齢	飲　酒	HDL	脳卒中	観察月数
1	黒人	42	少　し	0.92	死　亡	11.0
2	黒人	71	飲まない	1.64	打ち切り	12.0
3	白人	37	よく飲む	1.10	死　亡	12.4
4	白人	60	少　し	1.57	打ち切り	13.0
5	黒人	58	よく飲む	0.96	死　亡	13.1
6	黒人	74	飲まない	1.36	打ち切り	14.7
7	黒人	47	よく飲む	0.99	死　亡	18.8
8	黒人	38	飲まない	1.54	打ち切り	19.8
9	黒人	71	少　し	1.10	死　亡	21.3
10	黒人	32	飲まない	1.01	死　亡	21.8
11	白人	58	飲まない	1.20	死　亡	22.2
12	黒人	24	少　し	0.84	死　亡	23.6
13	黒人	40	飲まない	1.26	打ち切り	24.3
14	黒人	31	よく飲む	1.34	打ち切り	25.4
15	黒人	72	少　し	1.10	死　亡	26.6

　　　　　　　　　　　共変量　　　　　　　　状態変数

HDL コレステロールの減少は
脳卒中の危険因子
なのでしょうか？

p.203 を見てね！

カルテNo.	人種	年齢	飲　　酒	HDL	脳卒中	観察月数
16	黒人	40	よく飲む	0.92	死　　亡	28.3
17	白人	44	少　　し	1.55	打ち切り	29.5
18	白人	46	飲まない	1.45	打ち切り	31.5
19	白人	51	少　　し	1.14	死　　亡	33.5
20	黒人	49	少　　し	0.94	死　　亡	37.7
21	白人	51	よく飲む	1.10	死　　亡	40.8
22	黒人	44	少　　し	1.14	打ち切り	41.3
23	黒人	43	よく飲む	1.03	死　　亡	41.4
24	白人	41	少　　し	1.25	打ち切り	41.5
25	白人	79	飲まない	1.49	打ち切り	42.4
26	白人	46	少　　し	0.94	死　　亡	43.0
27	黒人	38	飲まない	0.81	死　　亡	43.5
28	白人	58	少　　し	1.26	打ち切り	44.4
29	黒人	51	少　　し	0.88	死　　亡	45.1
30	黒人	30	飲まない	0.95	死　　亡	45.3
31	白人	48	少　　し	1.18	死　　亡	46.5
32	白人	55	よく飲む	1.20	打ち切り	56.2
33	白人	46	よく飲む	1.18	死　　亡	56.6
34	白人	44	飲まない	1.50	打ち切り	59.0
35	白人	48	少　　し	1.04	打ち切り	62.5
36	黒人	46	少　　し	0.92	死　　亡	64.3
37	白人	53	飲まない	1.57	打ち切り	66.0
38	黒人	72	飲まない	1.04	死　　亡	66.8
39	白人	31	飲まない	1.41	打ち切り	76.1
40	黒人	51	よく飲む	1.17	打ち切り	80.5

【データ入力の型】

表 10.1.1 のデータは，次のように入力します.

	人種	年齢	飲酒	HDL	脳卒中	観測月数	V
1	0	42	1	.92	1	11.0	
2	0	71	0	1.64	0	12.0	
3	1	37	2	1.10	1	12.4	
4	1	60	1	1.57	0	13.0	
5	0	58	2	.96	1	13.1	
6	0						
7	0						
8	0						
9	0						
10	0						
11	1						
12	0						
13	0						
14	0						
15	0						
16	0						
36	0						
37	1						
38	0						
39	1						
40	0						
41							

	人種	年齢	飲酒	HDL	脳卒中	観測月数	V
1	黒人	42	少し	.92	死亡	11.0	
2	黒人	71	飲まない	1.64	打ち切り	12.0	
3	白人	37	よく飲む	1.10	死亡	12.4	
4	白人	60	少し	1.57	打ち切り	13.0	
5	黒人	58	よく飲む	.96	死亡	13.1	
6	黒人	74	飲まない	1.36	打ち切り	14.7	
7	黒人	47	よく飲む	.99	死亡	18.8	
8	黒人	38	飲まない	1.54	打ち切り	19.8	
9	黒人	71	少し	1.10	死亡	21.3	
10	黒人	32	飲まない	1.01	死亡	21.8	
11	白人	58	飲まない	1.20	死亡	22.2	
12	黒人	24	少し	.84	死亡	23.6	
13	黒人	40	飲まない	1.26	打ち切り	24.3	
14	黒人	31	よく飲む	1.34	打ち切り	25.4	
15	黒人	72	少し	1.10	死亡	26.6	
16	黒人	40	よく飲む	.92	死亡	28.3	
17			少し			29.5	
		46		1.04	打ち		
36	黒人	46	少し	.92	死亡	64.3	
37	白人	53	飲まない	1.57	打ち切り	66.0	
38	黒人	72	飲まない	1.04	死亡	66.8	
39	白人	31	飲まない	1.41	打ち切り	76.1	
40	黒人	51	よく飲む	1.17	打ち切り	80.5	
41							

人種 ：黒人 ……… 0
　　　　白人 ……… 1

飲酒 ：飲まない … 0
　　　　少し ……… 1
　　　　よく飲む … 2

脳卒中：打ち切り … 0
　　　　死亡 ……… 1

値ラベルを
つけました

10.2 コックス回帰分析の手順

【統計処理の手順】

手順 ① 分析(A) のメニューから 生存分析(S) を選択.

サブメニューから Cox回帰(C) を選択します.

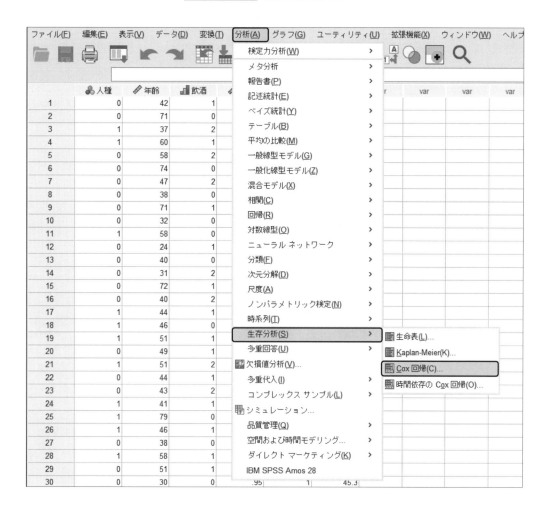

手順② 次の画面になったら，観察月数を 生存変数(I) へ．

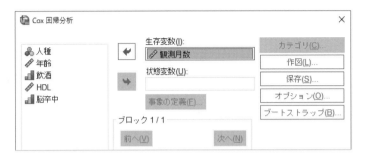

手順③ 続いて，脳卒中を 状態変数(U) へ移動して，

事象の定義(F) をクリック．

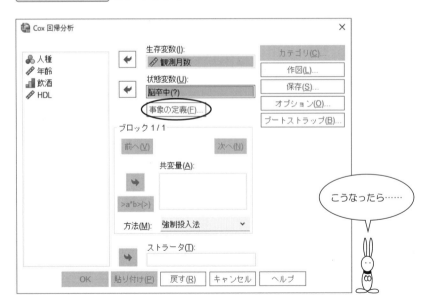

こうなったら……

手順④ 次の事象の定義の画面になったら,

単一値(S) へ 1 と入力して, 続行 .

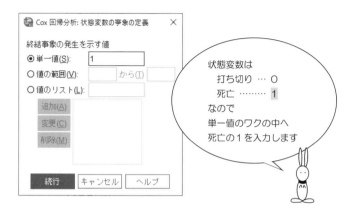

状態変数は
　　打ち切り … 0
　　死亡 ……… 1
なので
単一値のワクの中へ
死亡の1を入力します

手順⑤ 手順2の画面にもどったら, 脳卒中(1) になっていることを確認して,

飲酒を 共変量(A) へ移動. そして, カテゴリ(C) をクリック.

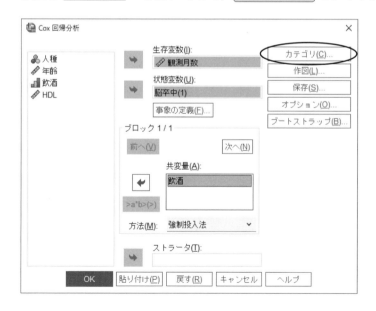

手順 6 カテゴリの画面になったら，次のように飲酒を

カテゴリ共変量(T) へ移動します．そして， 続行 ．

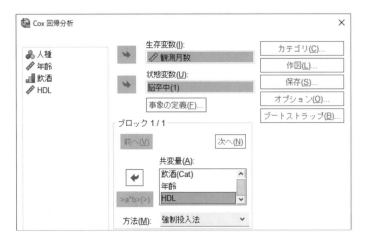

手順 7 次の画面にもどったら，飲酒(Cat) になっていることを

確認して，年齢，HDL を 共変量(A) へ．

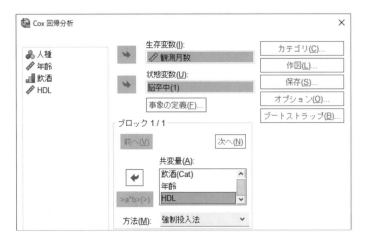

手順⑧ 続いて，人種を ストラータ(T) へ移動します.

そして， 保存(S) をクリック.

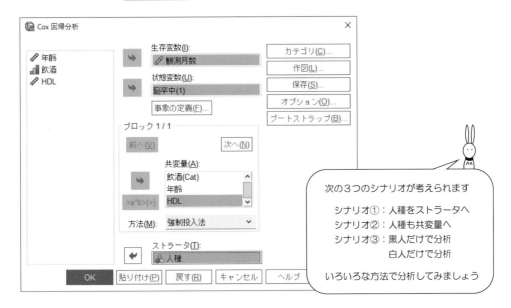

手順⑨ 次の保存の画面になったら，

累積生存率(F) をチェックして， 続行 .

(画面: Cox 回帰分析: 保存)

モデル変数を保存
- ☑ 累積生存率(F)
- ☐ 累積生存関数の標準誤差(S)
- ☐ ログマイナスログ累積生存関数(L)
- ☐ ハザード関数(H)
- ☐ 偏残差プロット(P)
- ☐ DfBeta(D)
- ☐ X * ベータ(X)

モデル情報を XML ファイルにエクスポート
ファイル(E): _____ 参照(B)...

続行 キャンセル ヘルプ

手順⑩ 次の画面にもどったら， 作図(L) をクリックします．

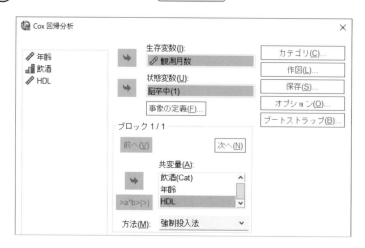

手順⑪ 次の作図の画面になったら 累積生存率(S) と

ログマイナスログ(L) をチェックして， 続行 ．

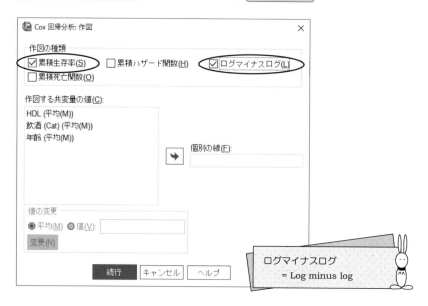

ログマイナスログ
= Log minus log

手順 12 次の画面に戻ったら,

あとは, OK ボタンをマウスでカチッ!

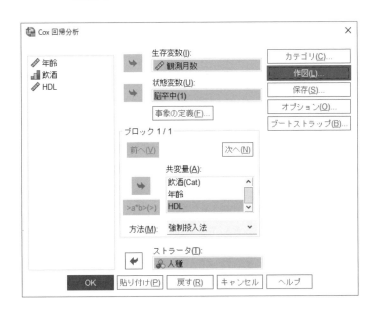

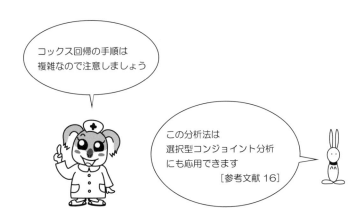

コックス回帰の手順は
複雑なので注意しましょう

この分析法は
選択型コンジョイント分析
にも応用できます
[参考文献 16]

【SPSS による出力・その1】 ——コックス回帰分析——

モデル係数のオ ムニバス検定

-2 対数尤度
97.970

ブロック 1: 方法 = 強制投入法

モデル係数のオムニバス検定[a]

| | 全体 (得点) | | |
-2 対数尤度	カイ 2 乗	自由度	有意確率
86.836	8.890	4	.064

a. 開始ブロック番号 1。方法 = 強制投入法

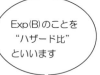

仮説 $H_0: \beta_i = 0$

係数が 0 ということは
脳卒中に影響を与えない
ということです

| 前のステップからの変化 | | | 前のブロックからの変化 | | |
カイ 2 乗	自由度	有意確率	カイ 2 乗	自由度	有意確率
11.134	4	.025	11.134	4	.025

方程式中の変数

	B	標準誤差	Wald	自由度	有意確率	Exp(B)
飲酒			1.971	2	.373	
飲酒(1)	.221	.588	.142	1	.707	1.248
飲酒(2)	.857	.646	1.760	1	.185	2.356
年齢	.012	.023	.246	1	.620	1.012
HDL	-5.965	2.369	6.338	1	.012	.003

① ② ③

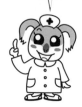

Exp(B) のことを
"ハザード比"
といいます

【出力結果の読み取り方・その1】 ──コックス回帰分析──

← ①　比例ハザード関数 $h(t)$ は，次のようになります.

$$h(t : x_1,\ x_2,\ x_3,\ x_4) = h_0(t) \cdot \mathrm{Exp}(\quad 0.012 \times \boxed{年齢} \quad + 0.221 \times \boxed{飲酒(1)}$$
$$+ 0.857 \times \boxed{飲酒(2)} - 5.965 \times \boxed{HDL}\quad)$$

← ②　有意確率のところを見ると，

仮説 H_0：HDL の係数 $\beta_4 = 0$

　　　　HDL の有意確率 $0.012 \leqq$ 有意水準 0.05

なので，仮説は棄てられます.

　したがって，HDL は脳卒中に影響を与えていることがわかります.

　飲酒のほうは……

　　　　飲酒(1) の有意確率 $0.707 >$ 有意水準 0.05

　　　　飲酒(2) の有意確率 $0.185 >$ 有意水準 0.05

なので，飲酒は脳卒中に影響を与えているとはいえません.

仮説 H_0：飲酒（1）の係数 $\beta_1 = 0$
仮説 H_0：飲酒（2）の係数 $\beta_4 = 0$

← ③　でも…….

　　Exp(B) のところを見ると

　　　　飲酒(1)　……1.248

　　　　飲酒(2)　……2.356

となっているので

　　　　"お酒を少し飲む人は飲まない人より脳卒中になるリスクは 1.248 倍"

　　　　"お酒をよく飲む人は飲まない人より脳卒中になるリスクは 2.356 倍"

になることがわかります.

【SPSS による出力・その 2】 ──コックス回帰分析──

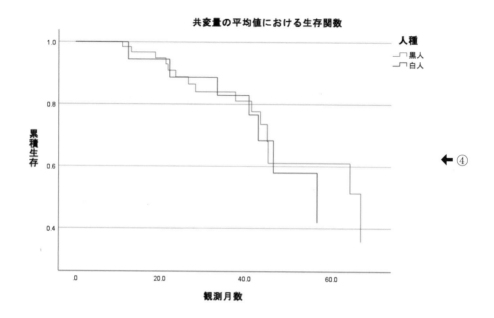

← ④

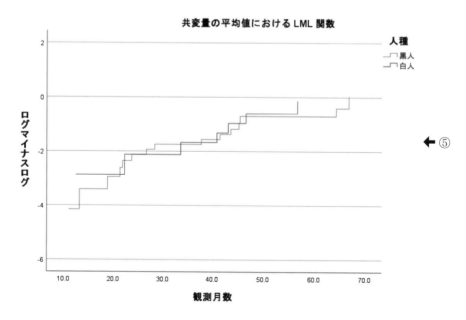

← ⑤

【出力結果の読み取り方・その2】 ──コックス回帰分析──

←④　白人の生存率曲線と黒人の生存率曲線が，別々に描かれています．

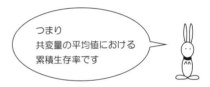

つまり
共変量の平均値における
累積生存率です

←⑤　LML はログ・マイナス・ログのことです．

　　白人と黒人の2つの層（＝ストラータ）に分けて，

　ログ・マイナス・ログ（＝ $\log(-\log S(t))$）を作図したところ，

　2本の折れ線はほぼ平行になっています．

　　したがって，比例ハザード性が成り立っていると考えられます．　☞ p.209

【SPSS による出力・その3】 ——コックス回帰分析——

	🔅人種	🖊年齢	🔆飲酒	🖊HDL	🔆脳卒中	🖊観測月数	🖊SUR_1	var
1	0	42	1	.92	1	11.0	.94036	
2	0	71	0	1.64	0	12.0	.99906	
3	1	37	2	1.10	1	12.4	.87374	
4	1	60	1	1.57	0	13.0	.99436	
5	0	58	2	.96	1	13.1	.79396	
6	0	74	0	1.36	0	14.7	.98922	
7	0	47	2	.99	1	18.8	.76365	
8	0	38	0	1.54	0	19.8	.99613	
9	0	71	1	1.10	1	21.3	.87225	
10	0	32	0	1.01	1	21.8	.85683	
11	1	58	0	1.20	1	22.2	.91895	
12	0	24	1	.84	1	23.6	.54682	
13	0	40	0	1.26	0	24.3	.95357	
14	0	31	2	1.34	0	25.4	.93928	
15	0	72	1	1.10	1	26.6	.76169	
16	0	40	2	.92	1	28.3	.28605	
17	1	44	1	1.55	0	29.5	.98894	
18	1	46	0	1.45	0	31.5	.98358	
19	1	51	1	1.14	1	33.5	.80429	
20	0	49	1	.94	1	37.7	.45608	
21	1	51	2	1.10	1	40.8	.47685	
22	0	44	1	1.14	0	41.3	.79872	
23		43	2		1		.37789	
	1			.94		43.0		
27	0	38	0	.81	1	43.5	.17251	
28	1	58	1	1.26	0	44.4	.79145	
29	0	51	1	.88	1	45.1	.12194	
30	0	30	0	.95	1	45.3	.32662	
31	1	48	1	1.18	1	46.5	.61731	
32	1	55	2	1.20	0	56.2	.41615	
33	1	46	2	1.18	1	56.6	.24275	
34	1	44	0	1.50	0	59.0	.91663	
35	1	48	1	1.04	0	62.5	.17060	
36	0	46	1	.92	1	64.3	.06634	
37	1	53	0	1.57	0	66.0	.93835	
38	0	72	0	1.04	1	66.8	.10936	
39	1	31	0	1.41	0	76.1	.87977	
40	0	51	2	1.17	0	80.5	.15209	
41								

⑥　　　　　⑦

【出力結果の読み取り方・その3】 ――コックス回帰分析――

←⑥　脳卒中が状態変数です.

←⑦　累積生存関数の生存率です.

10.3 比例ハザード性は成り立っていますか？

コックス回帰分析で重要なポイントは

"比例ハザード性を仮定してよいか？"

ということです.

でも，比例ハザード性とは？？

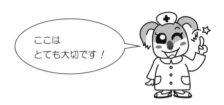

ここは
とても大切です！

p.190 の比例ハザードモデルの式をよく見ると，次の2つの部分

$$h(t ; x_1, x_2, \cdots, x_p) = \underbrace{h_0(t)}_{\substack{\text{時間 } t \text{ に関} \\ \text{係する部分}}} \cdot \underbrace{\text{Exp}(\beta_1 \cdot x_1 + \beta_2 \cdot x_2 + \cdots + \beta_p \cdot x_p)}_{\substack{\text{時間 } t \text{ に関係} \\ \text{しない部分}}}$$

に分かれています．そこで，

$$\begin{cases} \text{患者Aさんのハザード関数} = h_0(t) \cdot \text{Exp}(\beta_1 \cdot a_1 + \beta_2 \cdot a_2 + \cdots + \beta_p \cdot a_p) \\ \text{患者Bさんのハザード関数} = h_0(t) \cdot \text{Exp}(\beta_1 \cdot b_1 + \beta_2 \cdot b_2 + \cdots + \beta_p \cdot b_p) \end{cases}$$

の比をとってみると，2つのハザード関数の比

$$\text{ハザード比} = \frac{\text{Exp}(\beta_1 \cdot a_1 + \beta_2 \cdot a_2 + \cdots + \beta_p \cdot a_p)}{\text{Exp}(\beta_1 \cdot b_1 + \beta_2 \cdot b_2 + \cdots + \beta_p \cdot b_p)}$$

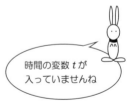

時間の変数 t が
入っていませんね

は，時間 t によらず，いつも一定になります．

このことを

"比例ハザード性"

と呼んでいます.

ということは，コックス回帰分析を適用するためには

$$\text{“比例ハザード性の検証”}$$

がとても大切ですね*!!*

比例ハザード性をチェックする方法は，次の2つです.

> **その1.** $\log(-\log)$ によるグラフ表現 ☞ p.212

> **その2.** 時間 t と共変量 x との交互作用の検定 ☞ p.214

その前に，

$$\text{“瞬間死亡率 } h(t \, ; x_1, \ x_2, \ \cdots, \ x_p) \text{ と生存関数 } S(t) \text{ の関係”}$$

について，少し勉強しておきましょう.

ハザード比は2つの瞬間死亡率の比のことです
例えば……

共変量 x1 を1だけ増加させ、ほかの共変量を一定にした場合
ハザード比は

$$\frac{h_0(t) \cdot \text{Exp}\big(b_1 \cdot (x_1 + 1) + b_2 \cdot x_2 + \cdots + b_p \cdot x_p\big)}{h_0(t) \cdot \text{Exp}\big(b_1 \cdot x_1 + b_2 \cdot x_2 + \cdots + b_p \cdot x_p\big)} = \text{Exp}(b_1)$$

となります

p.112 のオッズ比と
比べてみましょう

■瞬間死亡率 $h(t)$ と生存関数 $S(t)$ の関係

生存関数 $S(t)$ を

$$S(t) = 時点\ t\ まで生存している確率 \qquad ←時点\ t\ までの生存率 \quad ☞ p.168$$

とします.

このとき, 時点 t から時点 $t + \Delta t$ までの生存者数は, 次のようになります.

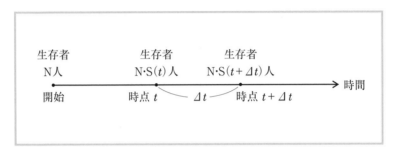

図 10.3.1

したがって, 時点 t から時点 $t + \Delta t$ までの単位時間当たりの死亡者数は

$$\frac{N \cdot S(t) - N \cdot S(t + \Delta t)}{\Delta(t)}$$

となります. そこで, 時点 t における瞬間死亡率 $h(t ; x_1, x_2, \cdots, x_p)$ は

$$\Delta t \rightarrow 0$$

とすれば

$$瞬間死亡率 h(t) = \lim_{\Delta t \to 0} \frac{\dfrac{N \cdot S(t) - N \cdot S(t + \Delta t)}{\Delta(t)}}{N \cdot S(t)}$$

$$= \lim_{\Delta t \to 0} \frac{S(t) - S(t + \Delta t)}{\Delta(t) \cdot S(t)}$$

となります.

> 瞬間死亡率 $= \dfrac{死亡者数}{直前の生存者数}$

瞬間死亡率 $h(t ; x_1, x_2, \cdots, x_p)$ と生存関数 $S(t)$ の関係を，
もう少し詳しく調べてみると……

$$h(t ; x_1, x_2, \cdots, x_p) = \lim_{\Delta t \to 0} \frac{S(t) - S(t + \Delta t)}{\Delta(t) \cdot S(t)}$$

$$= -\frac{1}{S(t)} \cdot \lim_{\Delta t \to 0} \frac{S(t + \Delta t) - S(t)}{\Delta(t)}$$

$$= -\frac{1}{S(t)} \cdot \frac{dS(t)}{dt}$$

$$= -\frac{d}{dt}(\log S(t))$$

> この計算は
> 比例ハザード性の
> 検証をするときに
> 役立ちます
>
> p.213 も見てね

この両辺を 0 から t まで積分してみると……

$$\int_0^t h(u ; x_1, x_2, \cdots, x_p)\,du = \int_0^t \left\{ -\frac{d}{du}(\log S(u)) \right\} du$$

$$= \Big[-\log S(u) \Big]_0^t$$

$$= -\log S(t) - \underbrace{(-\log S(0))}_{\substack{\| \\ 0}}$$

$$= -\log S(t)$$

> S(0)=1

ところで，この積分した式を**累積ハザード関数** $H(t)$ といいます.

$$H(t) = \int_0^t h(u ; x_1, x_2, \cdots, x_p)\,du$$

$$= -\log S(t)$$

> $$\int_0^t h(t ; x_1, x_2, \cdots, x_p)dt = \int_0^t \left\{ -\frac{d}{dt}(\log S(t)) \right\} dt$$
> と表すと記号 t が混乱してしまうので
> $$h(u ; x_1, x_2, \cdots, x_p) = -\frac{d}{du}(\log S(u))$$
> として積分しましょう

■比例ハザード性の検証・その1

1. $\log(-\log)$ によるグラフ表現

ハザード関数 $h(t ; x_1,\ x_2,\ \cdots,\ x_p)$ と生存関数 $S(t)$ との関係は

$$h(t ; x_1,\ x_2,\ \cdots,\ x_p) = -\frac{d(\log S(t))}{dt}$$

なので，両辺を 0 から t まで積分すると

$$\int_0^t h(u ; x_1,\ x_2,\ \cdots,\ x_p)\,du = -\log S(t) + \log S(0)$$

となります.

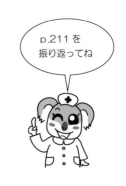

p.211 を振り返ってね

たとえば，共変量 x を性別（女性 $= 0$，男性 $= 1$）としたときのハザード関数

$$h(t ; x) = h_0(t) \cdot \mathrm{Exp}(\beta x)$$

の場合

$$\Longrightarrow \quad \int_0^t h_0(u) \cdot \mathrm{Exp}(\beta x)\,du = -\log S(t)$$

$$\Longrightarrow \quad \mathrm{Exp}(\beta x) \cdot \int_0^t h_0(u)\,du = -\log S(t)$$

ここで，両辺の対数（$= \log$）をとると，

$$\log\left\{ \mathrm{Exp}(\beta x) \cdot \int_0^t h_0(u)\,du \right\} = \log(-\log S(t))$$

$$\beta x + \underwave{\log\left\{ \int_0^t h_0(u)\,du \right\}} = \log(-\log S(t))$$

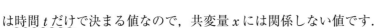

$\mathrm{Exp}(\beta x)$ は t に無関係なので積分の外へ出せます S(0)=1 です

となります. このとき，左辺の

$$\log\left\{ \int_0^t h_0(u)\,du \right\}$$

は時間 t だけで決まる値なので，共変量 x には関係しない値です.

そこで，共変量 x が男性の場合と女性の場合について，
それぞれ，$\log(-\log S(t))$ を調べてみると……

<u>共変量 x が女性のとき</u>……$x = 0$ のとき

$$\log(-\log S(t)) = \underbrace{\beta \cdot 0}_{\substack{\| \\ 0}} + \log\left\{\int_0^t h_0(u)\,du\right\}$$

<u>共変量 x が男性のとき</u>……$x = 1$ のとき

$$\log(-\log S(t)) = \underbrace{\beta \cdot 1}_{\substack{\| \\ \beta}} + \log\left\{\int_0^t h_0(u)\,du\right\}$$

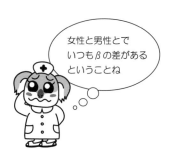

となります.

　したがって

　　　　横軸に時間 t，縦軸に $\log(-\log S(t))$

をとると，男性と女性のグラフは次のようになるはずです.

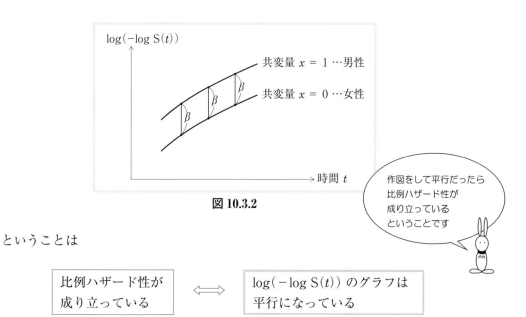

図 10.3.2

　ということは

比例ハザード性が 成り立っている	$\Longleftrightarrow$	$\log(-\log S(t))$ のグラフは 平行になっている

ということですね！

■比例ハザード性の検証・その 2

2. 時間 t と共変量 x との交互作用

2元配置の分散分析の場合を思い出しましょう.

表 10.3.1　2元配置のデータ

因子A ＼ 因子B	水準B₁	水準B₂
水準A₁	▅▅ ▅▅	▅▅ ▅▅
水準A₂	▅▅ ▅▅	▅▅ ▅▅

2つの因子A，Bの間に交互作用があるときは

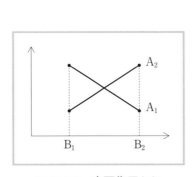

図 10.3.3　交互作用あり

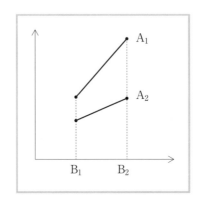

図 10.3.4　交互作用あり

のような状態になっています.　☞ p.66, p.76

逆に，2つの因子A，Bに交互作用がないときは，

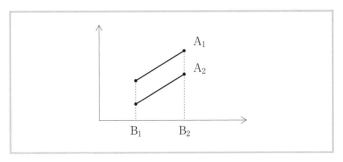

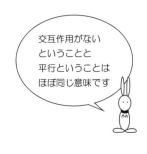

交互作用がない
ということと
平行ということは
ほぼ同じ意味です

図10.3.5　交互作用なし

のように平行になっています．

つまり，比例ハザード性（＝時間 t によらずいつも一定）を検証するためには，時間 t と共変量 x との交互作用の検定をすればよさそうです．

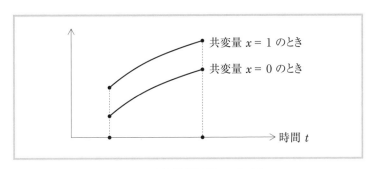

図10.3.6　交互作用がないときは…

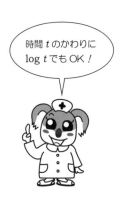

時間 t のかわりに
$\log t$ でもOK！

このときの仮説 H_0 は

仮説 H_0：時間 t と共変量 x との間に交互作用はない

となります．

SPSS では，この仮説を検定するために

" 時間依存のコックス回帰 "

を利用することができます．　　☞ p.218

10.4 比例ハザード性の検証

比例ハザード性の検証には，次の2通りの方法があります.

1. log(− log) の作図による方法

この作図による方法については，p.205 と p.212 を参照してください.

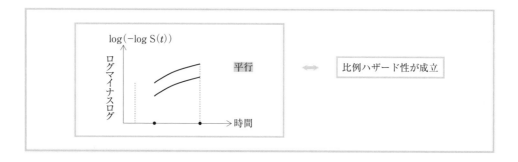

2. 時間 t と共変量の交互作用による方法

この方法の内容については，p.214 を参照してください.

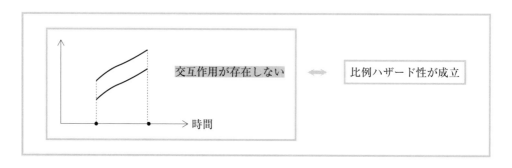

ここでは，SPSS を使って，時間 t と共変量との交互作用を調べてみましょう.

【データ入力の型】

表 10.1.1 のデータを，次のように入力します．

	👥 人種	🖊 年齢	📊 飲酒	🖊 HDL	📊 脳卒中	🖊 観測月数	v
1	0	42	1	.92	1	11.0	
2	0	71	0	1.64	0	12.0	
3	1	37	2	1.10	1	12.4	
4	1	60	1	1.57	0	13.0	
5	0	58	2	.96	1	13.1	
6	0						
7	0						
8	0						
9	0						
10	0						
11	1						
12	0						
13	0						
14	0						
15	0						
16	0						
36	0						
37	1						
38	0						
39	1						
40	0						
41							

	👥 人種	🖊 年齢	📊 飲酒	🖊 HDL	📊 脳卒中	🖊 観測月数	v
1	黒人	42	少し	.92	死亡	11.0	
2	黒人	71	飲まない	1.64	打ち切り	12.0	
3	白人	37	よく飲む	1.10	死亡	12.4	
4	白人	60	少し	1.57	打ち切り	13.0	
5	黒人	58	よく飲む	.96	死亡	13.1	
6	黒人	74	飲まない	1.36	打ち切り	14.7	
7	黒人	47	よく飲む	.99	死亡	18.8	
8	黒人	38	飲まない	1.54	打ち切り	19.8	
9	黒人	71	少し	1.10	死亡	21.3	
10	黒人	32	飲まない	1.01	死亡	21.8	
11	白人	58	飲まない	1.20	死亡	22.2	
12	黒人	24	少し	.84	死亡	23.6	
13	黒人	40	飲まない	1.26	打ち切り	24.3	
14	黒人	31	よく飲む	1.34	打ち切り	25.4	
15	黒人	72	少し	1.10	死亡	26.6	
16	黒人	40	よく飲む	.92	死亡	28.3	
17			少し			29.5	
		46		1.04	打ち		
36	黒人	46	少し	.92	死亡	64.3	
37	白人	53	飲まない	1.57	打ち切り	66.0	
38	黒人	72	飲まない	1.04	死亡	66.8	
39	白人	31	飲まない	1.41	打ち切り	76.1	
40	黒人	51	よく飲む	1.17	打ち切り	80.5	
41							

人種 ：黒人 ……… 0
　　　白人 ……… 1

飲酒 ：飲まない … 0
　　　少し ……… 1
　　　よく飲む … 2

脳卒中：打ち切り … 0
　　　死亡 ……… 1

値ラベルを
つけました

10.5 比例ハザード性の検証の手順

【統計処理の手順】

手順 1 分析(A) のメニューから

生存分析(S) ⇒ 時間依存のCox回帰(O) を選択.

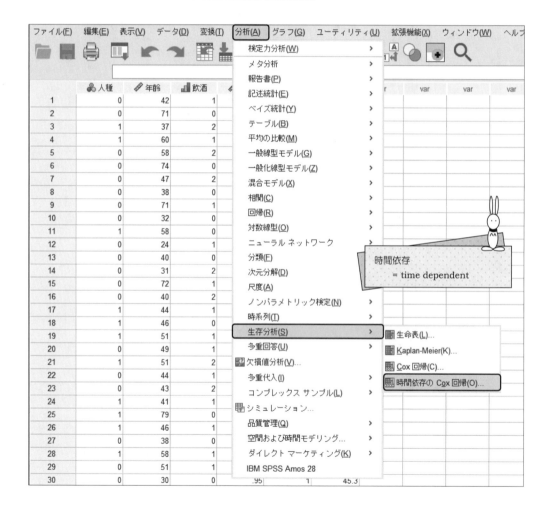

時間依存
　= time dependent

手順② 次の画面になったら，T_ を 時間依存の共変量の式(E) へ移動します．

そして モデル をクリック．すると……

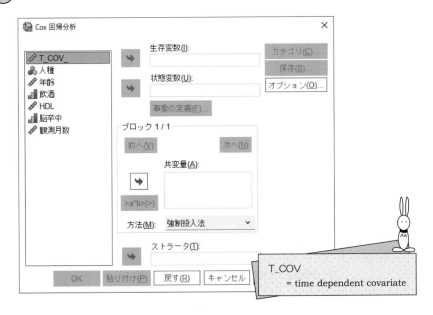

手順③ 次の画面になり，左ワクの中に T_COV ができているはずです．

T_COV
= time dependent covariate

手順④ 観察月数を 生存変数(I) へ移動．脳卒中を 状態変数(U) へ移動し，

事象の定義(F) を利用して，脳卒中(1) とします．

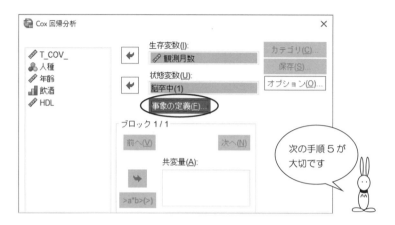

手順⑤ 次が，時間 t と共変量の交互作用の手順です?!

まず，T_COV と人種を続けてクリック．すると，共変量(A) の左下に

>a*b> が浮き上ります．そこで >a*b> をクリックすると……

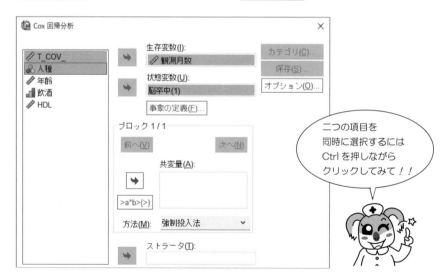

手順 6 共変量(A) の中が，次のように，T_COV＊人種 となります．

これで時間 t と共変量の交互作用項ができました!!

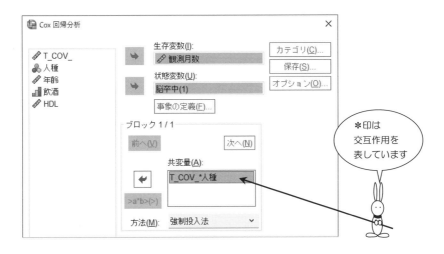

＊印は
交互作用を
表しています

手順 7 次に，飲酒を 共変量(A) へ移動します．

そして，カテゴリ(C) をクリック．

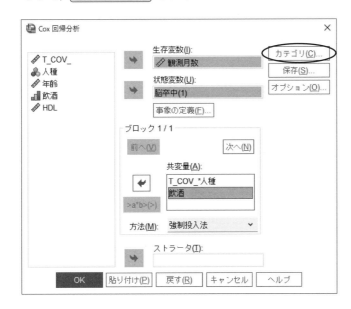

手順 8 カテゴリの画面になったら，次のように飲酒を
カテゴリ共変量(T) へ移動します．そして， 続行 ．

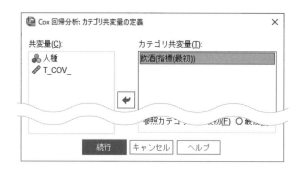

手順 9 次の画面にもどったら，年齢と HDL を 共変量(A) へ移動して…
あとは， OK ボタンをマウスでカチッ！

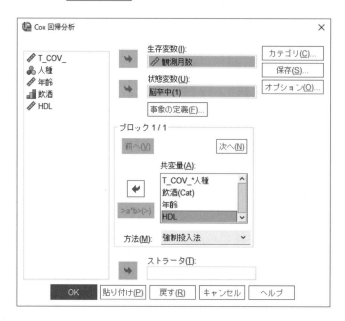

方程式中の変数

	B	標準誤差	Wald	自由度	有意確率	Exp(B)
飲酒			2.319	2	.314	
飲酒(1)	.195	.581	.112	1	.737	1.215
飲酒(2)	.907	.645	1.980	1	.159	2.478
年齢	.011	.023	.221	1	.638	1.011
HDL	-6.607	2.345	7.938	1	.005	.001
T_COV_*人種	.012	.017	.549	1	.459	1.012

交互作用です

①

【出力結果の読み取り方】 ——比例ハザード性の検証——

➊① 有意確率の T_COV＊人種 のところを見ると

$$有意確率\ 0.459 > 有意水準\ 0.05$$

となっています.

したがって, 次の仮説

仮説 H_0：時間 t と人種の間に交互作用はない

は棄却されません.

このことは

"比例ハザード性が成り立っていると仮定してよい"

ということを示しています.

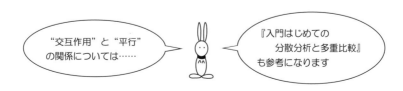

"交互作用" と "平行" の関係については……

『入門はじめての 分散分析と多重比較』 も参考になります

■コックス回帰とカプラン・マイヤー法との違い

この違いは，取り扱うことのできるデータにはっきりと表れています．

コックス回帰分析のデータ

表10.5.1　コックス回帰分析のためのデータの型

カルテNo.	生存月数	状態	性別	年齢
1				
2				
3				

（性別・年齢の上に「共変量」の括弧）

カプラン・マイヤー法のデータ

表10.5.2　カプラン・マイヤー法のためのデータの型

カルテNo.	生存月数	状態	?	?
1				
2				
3				

（?・?の上に「共変量」の括弧）

つまり，コックス回帰分析では

　　　　　　"共変量を取り扱うことができます．"

が，カプラン・マイヤー法は

　　　　　　"共変量を取り扱うことはできません．"

■比例ハザードモデルと重回帰分析・ロジスティック回帰分析との違い

それぞれの分析で取り扱うモデルの式を見てみましょう.

コックス回帰分析のモデル

$$\log \frac{h(t\,;\,x_1,\ x_2,\ \cdots,\ x_p)}{h_0(t)} = \beta_1 \cdot x_1 + \beta_2 \cdot x_2 + \cdots + \beta_p \cdot x_p$$

重回帰分析のモデル

$$y = \beta_1 \cdot x_1 + \beta_2 \cdot x_2 + \cdots + \beta_p \cdot x_p + \beta_0$$

ロジスティック回帰分析のモデル

$$\log \frac{y}{1-y} = \beta_1 \cdot x_1 + \beta_2 \cdot x_2 + \cdots + \beta_p \cdot x_p + \beta_0$$

このようにモデルの式が少し異なっています.

しかしながら, なんといっても大きな違いは

中途打ち切り

にあります.

コックス回帰分析では,

"中途打ち切りのデータを取り扱うことができます"

が, 重回帰分析やロジスティック回帰分析では

"中途打ち切りのデータを取り扱えません"

> モデル式の場合
> 正確には
> $y = \beta_1 x_1 + \beta_2 x_2 + \cdots + \beta_0 + \varepsilon$
> のように誤差 ε をつけます

■多項ロジスティック回帰分析と順序回帰分析との違い

2項ロジスティック回帰分析の表5.1.2のデータを使って
順序回帰分析をおこなうと
パラメータ推定値は，次のようになります.

パラメータ推定値

		B	標準誤差	Wald	自由度	有意確率
しきい値	[脳卒中 = 0]	14.958	6.288	5.658	1	.017
位置	飲酒量	1.229	.712	2.982	1	.084
	GGT	.069	.028	5.938	1	.015
	喫煙	1.487	.734	4.103	1	.043
	血圧	.052	.031	2.799	1	.094
	[性別=0]	1.049	.996	1.110	1	.292
	[性別=1]	0ᵃ	.	.	0	.

リンク関数: ロジット

a. このパラメータは冗長であるため0に設定されています。

2項ロジスティック回帰分析の出力は，次のようになるので，

方程式中の変数

		B	標準誤差	Wald	自由度	有意確率	Exp(B)
ステップ1ᵃ	性別(1)	-1.049	.996	1.110	1	.292	.350
	飲酒量	1.229	.712	2.982	1	.084	3.419
	GGT	.069	.028	5.938	1	.015	1.071
	喫煙	1.487	.734	4.103	1	.043	4.424
	血圧	.052	.031	2.799	1	.094	1.053
	定数	-13.908	6.019	5.340	1	.021	.000

a. ステップ1: 投入された変数 性別, 飲酒量, GGT, 喫煙, 血圧

従属変数が2値データの場合

   "2項ロジスティック回帰分析と順序回帰分析は一致する"
ことがわかります.

順序回帰分析の表 6.1.2 のデータを使って，

多項ロジスティック回帰分析をおこなってみると，

方程式の変数は，次のようになります.

パラメータ推定値

ブラーク[a]		B	標準誤差	Wald	自由度	有意確率	Exp(B)
0	切片	-19.258	.946	414.208	1	<.001	
	虫歯数	-.294	.290	1.034	1	.309	.745
	[アメ=1]	.796	1.234	.417	1	.519	2.218
	[アメ=2]	0[b]	.	.	0	.	.
	[歯ブラシ=1]	19.973	.000	.	1	.	472275973.8
	[歯ブラシ=2]	0[b]	.	.	0	.	.
1	切片	.842	.710	1.408	1	.235	
	虫歯数	-.361	.243	2.215	1	.137	.697
	[アメ=1]	-.545	.861	.400	1	.527	.580
	[アメ=2]	0[b]	.	.	0	.	.
	[歯ブラシ=1]	.682	.906	.567	1	.451	1.978
	[歯ブラシ=2]	0[b]	.	.	0	.	.

a. 参照カテゴリは 2 です.

b. このパラメータは冗長であるため 0 に設定されています.

　　この出力と 6 章 順序回帰分析の出力を比べてみると，

従属変数のカテゴリが 3 個以上の場合

　　　　　"多項ロジスティック回帰分析は順序回帰分析と一致しない"

ことがわかります

第11章 対数線型分析

11.1 対数線型分析のはなし

次のデータは，認知症患者に対する抗うつ剤の効果を調査したものです．

アルツハイマー型認知症と血管性認知症の2つのグループについて，
2種類の抗うつ剤A，Bを投与したところ，
認知症の改善に有効だった人と無効だった人は，
次のようになりました．

表11.1.1　データ

層	抗うつ剤	効　果	
		有効	無効
層1 アルツハイマー型認知症	抗うつ剤A	29人	11人
	抗うつ剤B	42人	18人
層2 血管性認知症	抗うつ剤A	53人	24人
	抗うつ剤B	27人	32人

このデータは
マンテル‐ヘンツェル検定の
ときのデータと同じです

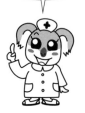

知りたいことは

"抗うつ剤Aと抗うつ剤Bの有効性に差があるのか？"

ということです．

このようなとき，有効な統計処理が**対数線型分析**です．

対数線型分析の重要なポイントは

        "交互作用の取り扱い"

にあります.

  したがって，このデータのポイントは

        "層 と 抗うつ剤 と 効果 の交互作用"

についてです.

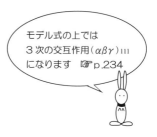

  この交互作用の存在を無視して，次のようにデータを
まとめてしまうと，誤った結論を下すことがあります.

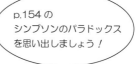

表11.1.2　これは危険です

抗うつ剤	有効	無効
抗うつ剤A	29+53	11+24
抗うつ剤B	42+27	18+32

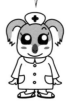

  ところで，表11.1.1のデータは，次のようにも表現できます.

表11.1.3　別の表現！

層	抗うつ剤	効果	患者数
層1	抗うつ剤A	有効	29人
		無効	11人
	抗うつ剤B	有効	42人
		無効	18人
層2	抗うつ剤A	有効	53人
		無効	24人
	抗うつ剤B	有効	27人
		無効	32人

11.2 対数線型分析の交互作用——ここがポイント*!!*

対数線型分析の交互作用について考えてみましょう.

対数線型分析のモデル式

$$\log_e(m_{ijk}) = \mu + \alpha_i + \beta_j + \gamma_k + (\alpha\beta)_{ij} + (\alpha\gamma)_{ik} + (\beta\gamma)_{jk} + (\alpha\beta\gamma)_{ijk}$$

において, パラメータ

$$(\alpha\beta)_{ij}, (\alpha\gamma)_{ik}, (\beta\gamma)_{jk}\cdots\cdots 2次の交互作用$$

$$(\beta\gamma)_{ijk} \qquad\qquad \cdots\cdots 3次の交互作用$$

のところが交互作用の部分です.

はじめに, 2次の交互作用

$$(\beta\gamma)_{11}$$

に注目してみましょう.

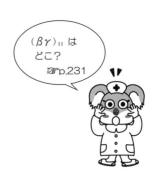

$(\beta\gamma)_{11}$ は
どこ？
☞p.231

表11.2.1

		有効	無効
層1 アルツハイマー型	抗うつ剤A	m_{111}	m_{112}
	抗うつ剤B	m_{121}	m_{122}
層2 血管性	抗うつ剤A	m_{211}	m_{212}
	抗うつ剤B	m_{221}	m_{222}

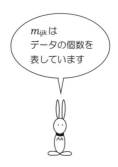

m_{ijk}は
データの個数を
表しています

パラメータα_1, α_2, β_1, β_2, γ_1, γ_2 は，表 11.2.1 のデータと，次のように対応しているので……

$$\begin{cases} \alpha_1 \cdots\cdots アルツハイマー型 \\ \alpha_2 \cdots\cdots 血管性 \end{cases}$$

$$\begin{cases} \beta_1 \cdots\cdots 抗うつ剤 A \\ \beta_2 \cdots\cdots 抗うつ剤 B \end{cases}$$

$$\begin{cases} \gamma_1 \cdots\cdots 有効 \\ \gamma_2 \cdots\cdots 無効 \end{cases}$$

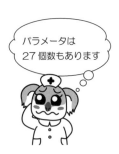

パラメータは
27 個数もあります

対数線型分析のモデルを，パラメータすべてを使って表してみると

$$\log(m_{111}) = \mu + \alpha_1 + \beta_1 + \gamma_1 + (\alpha\beta)_{11} + (\alpha\gamma)_{11} + (\beta\gamma)_{11} + (\alpha\beta\gamma)_{111}$$

$$\log(m_{112}) = \mu + \alpha_1 + \beta_1 + \gamma_2 + (\alpha\beta)_{11} + (\alpha\gamma)_{12} + (\beta\gamma)_{12} + (\alpha\beta\gamma)_{112}$$

$$\log(m_{121}) = \mu + \alpha_1 + \beta_2 + \gamma_1 + (\alpha\beta)_{12} + (\alpha\gamma)_{11} + (\beta\gamma)_{21} + (\alpha\beta\gamma)_{121}$$

$$\log(m_{122}) = \mu + \alpha_1 + \beta_2 + \gamma_2 + (\alpha\beta)_{12} + (\alpha\gamma)_{12} + (\beta\gamma)_{22} + (\alpha\beta\gamma)_{122}$$

$$\log(m_{211}) = \mu + \alpha_2 + \beta_1 + \gamma_1 + (\alpha\beta)_{21} + (\alpha\gamma)_{21} + (\beta\gamma)_{11} + (\alpha\beta\gamma)_{211}$$

$$\log(m_{212}) = \mu + \alpha_2 + \beta_1 + \gamma_2 + (\alpha\beta)_{21} + (\alpha\gamma)_{22} + (\beta\gamma)_{12} + (\alpha\beta\gamma)_{212}$$

$$\log(m_{221}) = \mu + \alpha_2 + \beta_2 + \gamma_1 + (\alpha\beta)_{22} + (\alpha\gamma)_{21} + (\beta\gamma)_{21} + (\alpha\beta\gamma)_{221}$$

$$\log(m_{222}) = \mu + \alpha_2 + \beta_2 + \gamma_2 + (\alpha\beta)_{22} + (\alpha\gamma)_{22} + (\beta\gamma)_{22} + (\alpha\beta\gamma)_{222}$$

となります．

　ところが，実際に分析に利用するときには，
このたくさんのパラメータのうち，ほとんどは

" 0 "

とおいてしまいます．

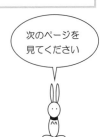

次のページを
見てください

実際には，次のようになります．

$$\log(m_{111}) = \mu + \alpha_1 + \beta_1 + \gamma_1 + (\alpha\beta)_{11} + (\alpha\gamma)_{11} + \boxed{(\beta\gamma)_{11}} + (\alpha\beta\gamma)_{111} \quad \text{——①}$$

$$\log(m_{112}) = \mu + \alpha_1 + \beta_1 + 0 + (\alpha\beta)_{11} + 0 + 0 + 0 \quad \text{——②}$$

$$\log(m_{121}) = \mu + \alpha_1 + 0 + \gamma_1 + 0 + (\alpha\gamma)_{11} + 0 + 0 \quad \text{——③}$$

$$\log(m_{122}) = \mu + \alpha_1 + 0 + 0 + 0 + 0 + 0 + 0 \quad \text{——④}$$

$$\log(m_{211}) = \mu + 0 + \beta_1 + \gamma_1 + 0 + 0 + \boxed{(\beta\gamma)_{11}} + 0 \quad \text{——⑤}$$

$$\log(m_{212}) = \mu + 0 + \beta_1 + 0 + 0 + 0 + 0 + 0 \quad \text{——⑥}$$

$$\log(m_{221}) = \mu + 0 + 0 + \gamma_1 + 0 + 0 + 0 + 0 \quad \text{——⑦}$$

$$\log(m_{222}) = \mu + 0 + 0 + 0 + 0 + 0 + 0 + 0 \quad \text{——⑧}$$

$\boxed{(\beta\gamma)_{11}}$ に注目するために，次のように引き算をすると……

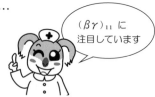

$⑤-⑥$ $\quad \log(m_{211}) - \log(m_{212}) = \gamma_1 + \boxed{(\beta\gamma)_{11}}$

$⑦-⑧$ $\quad \log(m_{221}) - \log(m_{222}) = \gamma_1$

さらに，引き算$(⑤-⑥) - (⑦-⑧)$ をすると

$$\{\log(m_{211}) - \log(m_{212})\} - \{\log(m_{221}) - \log(m_{222})\} = \boxed{(\beta\gamma)_{11}}$$

のように，右辺は $\boxed{(\beta\gamma)_{11}}$ だけになりました．

そこで，次のように変形してみましょう．

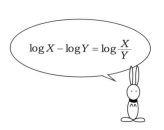

$$\log \frac{m_{211}}{m_{212}} - \log \frac{m_{221}}{m_{222}} = (\beta\gamma)_{11}$$

すると，2次の交互作用 $(\beta\gamma)_{11}$ は

$$(\beta\gamma)_{11} = \log \frac{\left(\dfrac{m_{211}}{m_{212}}\right)}{\left(\dfrac{m_{221}}{m_{222}}\right)}$$

$$= \log\left(\frac{\text{抗うつ剤Aの相対有効率}}{\text{抗うつ剤Bの相対有効率}}\right)$$

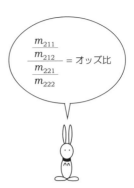

$$\frac{\dfrac{m_{211}}{m_{212}}}{\dfrac{m_{221}}{m_{222}}} = \text{オッズ比}$$

となります．

ここで，交互作用 $(\beta\gamma)_{11}$ を 0 とおいてみると

$$0 = \log\left(\frac{\text{抗うつ剤Aの相対有効率}}{\text{抗うつ剤Bの相対有効率}}\right)$$

$$1 = \frac{\text{抗うつ剤Aの相対有効率}}{\text{抗うつ剤Bの相対有効率}}$$

したがって

$$\text{抗うつ剤Aの相対有効率} = \text{抗うつ剤Bの相対有効率}$$

となりました．

つまり，抗うつ剤Aと抗うつ剤Bの有効性を比較したいときには

$$\text{交互作用 } (\beta\gamma)_{11}$$

の項に注目すればいいわけですね．

以上のことから，次の仮説

$$\text{仮説 } H_0 : (\beta\gamma)_{11} = 0$$

が棄却されると

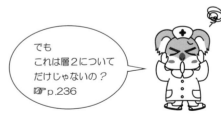

でも
これは層2について
だけじゃないの？
☞ p.236

　　　　"抗うつ剤Aの相対有効率と抗うつ剤Bの相対有効率は異なる"

という結論が得られることがわかりました．

それでは，3次の交互作用

$$(\alpha\beta\gamma)_{111}$$

は何を意味しているのでしょうか？

p.232 の①から⑧を利用すると

$$(\alpha\beta\gamma)_{111} = \log \frac{\left(\dfrac{\dfrac{m_{111}}{m_{112}}}{\dfrac{m_{121}}{m_{122}}}\right)}{\left(\dfrac{\dfrac{m_{211}}{m_{212}}}{\dfrac{m_{221}}{m_{222}}}\right)}$$

←（①－②）－（③－④）

←（⑤－⑥）－（⑦－⑧）

となります．

この3次の交互作用 $(\alpha\beta\gamma)_{111}$ を $\boxed{0}$ とおいてみましょう．

$$\log \frac{\dfrac{\dfrac{\dfrac{m_{111}}{m_{112}}}{\dfrac{m_{121}}{m_{122}}}}{\dfrac{\dfrac{m_{211}}{m_{212}}}{\dfrac{m_{221}}{m_{222}}}} = \boxed{0}$$

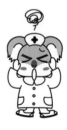

やっこしい…

$\log 1 = \boxed{0}$ なので

$$\frac{\dfrac{\dfrac{\dfrac{m_{111}}{m_{112}}}{\dfrac{m_{121}}{m_{122}}}}{\dfrac{\dfrac{m_{211}}{m_{212}}}{\dfrac{m_{221}}{m_{222}}}} = 1$$

となります．

分母を移項すると

$$\frac{\dfrac{m_{111}}{m_{112}}}{\dfrac{m_{121}}{m_{122}}} = \frac{\dfrac{m_{211}}{m_{212}}}{\dfrac{m_{221}}{m_{222}}}$$

2つのオッズ比が
等しいという
ことなので……

となりました.

- 左辺＝層1における抗うつ剤Aと抗うつ剤Bの相対有効率の比
- 右辺＝層2における抗うつ剤Aと抗うつ剤Bの相対有効率の比

したがって

$$(\alpha\beta\gamma)_{111} = 0$$

は

$$\left(\begin{array}{l}\text{層1における抗うつ剤Aと}\\ \text{抗うつ剤Bの相対有効率の比}\end{array}\right) = \left(\begin{array}{l}\text{層2における抗うつ剤Aと}\\ \text{抗うつ剤Bの相対有効率の比}\end{array}\right)$$

つまり

$$\text{層1のオッズ比} = \text{層2のオッズ比}$$

を意味しています.

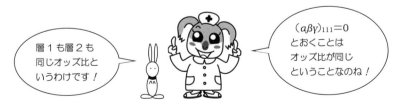

層1も層2も
同じオッズ比と
いうわけです！

$(\alpha\beta\gamma)_{111}=0$
とおくことは
オッズ比が同じ
ということなのね！

ということは……

もし，3次の交互作用が存在したら

$$(\alpha\beta\gamma)_{111} \neq 0$$

なので

$$\begin{pmatrix} \text{層1における抗うつ剤Aと} \\ \text{抗うつ剤Bの相対有効率の比} \end{pmatrix} \neq \begin{pmatrix} \text{層2における抗うつ剤Aと} \\ \text{抗うつ剤Bの相対有効率の比} \end{pmatrix}$$

となります．

　このときは，層によって有効率の比が異なるので

　　　　　"層ごとに，抗うつ剤Aと抗うつ剤Bの有効性を比べる"

ことになります．

　もし，3次の交互作用が存在しないとしたら

$$(\alpha\beta\gamma)_{111} = 0$$

なので

　　　　　層1における抗うつ剤Aと抗うつ剤Bの相対有効率の比と

　　　　　層2における抗うつ剤Aと抗うつ剤Bの相対有効率の比は

　　　　　　　　"同じ相対有効率をもつ"

ということになります．ということは

　　　　　層2における抗うつ剤Aと抗うつ剤Bの相対有効率を比較する

ことにより

　　　　　抗うつ剤Aと抗うつ剤Bの有効性

を比べることができるというわけです．

　以上のことをまとめると……

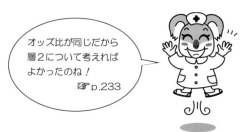

オッズ比が同じだから
層2について考えれば
よかったのね！
☞ p.233

■対数線型分析のためのよくわかる手順

手順1. 3次の交互作用の検定をします.

$$仮説 H_0 : (\alpha\beta\gamma)_{111} = 0$$

この仮説 H_0 が棄却されたら，3次の交互作用が存在するので，層ごとに

層1について，抗うつ剤 A，B の比較

層2について，抗うつ剤 A，B の比較

をします.

この仮説 H_0 が棄却されないときは

"3次の交互作用が存在しない"

つまり

"層ごとの相対有効率の比は同じ"

として，手順2へ進みます.

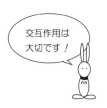

交互作用は
大切です！

手順2. 2次の交互作用の検定をします.

$$仮説 H_0 : (\beta\gamma)_{11} = 0$$

この仮説 H_0 が棄却されたら，

層ごとの相対有効率の比は同じではない

ので，

"抗うつ剤 A，B の間に差がある"

と結論づけます.

【データ入力の型】

表 11.1.1 のデータは，次のように入力します．

患者数は重み付けが必要です．

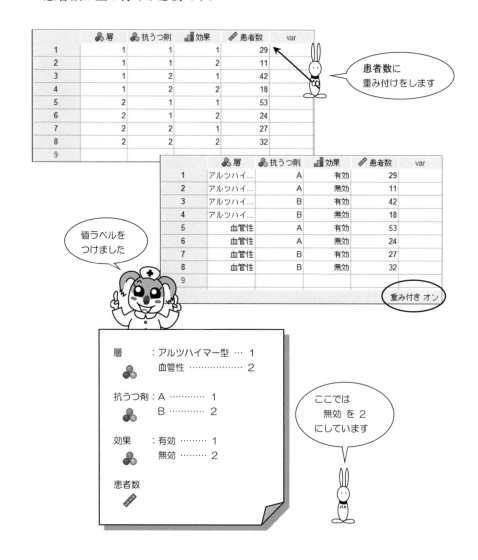

重み付けのための手順

手順① データ(D) をクリックして，ケースの重み付け(W) を選択します．

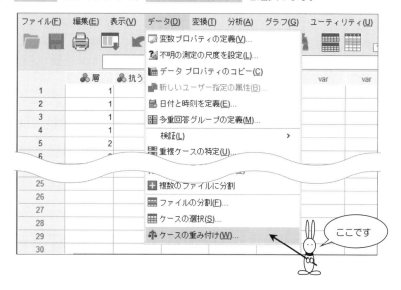

手順② 次の画面が現れたら，ケースの重み付け(W) を選んで，

患者数 を 度数変数(F) に移動し，OK ボタンをクリックします．

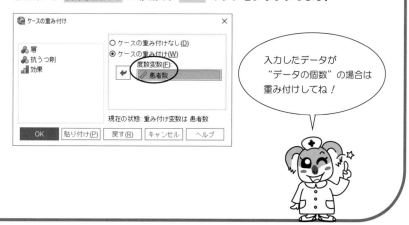

入力したデータが
"データの個数"の場合は
重み付けしてね！

11.3 対数線型分析の手順

【統計処理の手順】

手順① 分析(A) のメニューから，対数線型(O) ⇒ 一般的(G) を選択．

			分析(A)	グラフ(G)	ユーティリティ(U)	拡張機能(X)	ウィンドウ(W)	ヘル
ファイル(F)	編集(E)	表示(V)	データ(D)	変換(T)				

検定力分析(W)
メタ分析
報告書(P)
記述統計(E)
ベイズ統計(Y)
テーブル(B)
平均の比較(M)
一般線型モデル(G)
一般化線型モデル(Z)
混合モデル(X)
相関(C)
回帰(R)
対数線型(O) → **一般的(G)...**
ニューラル ネットワーク   ロジット(L)...
分類(F)   モデル選択(M)...
次元分解(D)
尺度(A)
ノンパラメトリック検定(N)
時系列(T)
生存分析(S)
多重回答(U)
欠損値分析(V)...
多重代入(I)
コンプレックス サンプル(L)
シミュレーション...
品質管理(Q)
空間および時間モデリング...
ダイレクト マーケティング(K)
IBM SPSS Amos 28

	層	抗うつ剤	効果		var	var	var
1	1	1	1				
2	1	1	2				
3	1	2	1				
4	1	2	2				
5	2	1	1				
6	2	1	2				
7	2	2	1				
8	2	2	2				
9							
10							
11							
12							
13							
14							
15							
16							
17							
18							
19							
20							
21							
22							
23							
24							
25							
26							
27							
28							
29							
30							

重み付けを
忘れずに！

手順② 次の画面になったら，層，抗うつ剤，効果を 因子(F) へ

移動します．そして， オプション(O) をクリック.

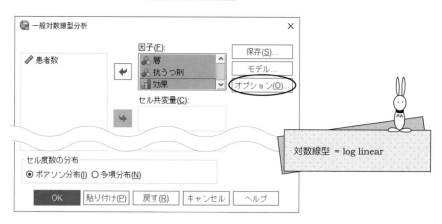

手順③ 次の画面になったら，推定値(E) をチェック．そして 続行 ．

手順2の画面にもどったら， OK ボタンをマウスでカチッ！

【SPSS による出力・その1】　──対数線型分析──

パラメータ推定値[b,c]

パラメータ	推定値	
定数	3.481	
[層 = 1]	-.563	← ①
[層 = 2]	0[a]	
[抗うつ剤 = 1]	-.283	← ②
[抗うつ剤 = 2]	0[a]	
[効果 = 1]	-.167	← ③
[効果 = 2]	0[a]	
[層 = 1] * [抗うつ剤 = 1]	-.193	← ④
[層 = 1] * [抗うつ剤 = 2]	0[a]	
[層 = 2] * [抗うつ剤 = 1]	0[a]	
[層 = 2] * [抗うつ剤 = 2]	0[a]	
[層 = 1] * [効果 = 1]	.999	← ⑤
[層 = 1] * [効果 = 2]	0[a]	
[層 = 2] * [効果 = 1]	0[a]	
[層 = 2] * [効果 = 2]	0[a]	
[抗うつ剤 = 1] * [効果 = 1]	.948	← ⑥
[抗うつ剤 = 1] * [効果 = 2]	0[a]	
[抗うつ剤 = 2] * [効果 = 1]	0[a]	
[抗うつ剤 = 2] * [効果 = 2]	0[a]	
[層 = 1] * [抗うつ剤 = 1] * [効果 = 1]	-.838	← ⑦
[層 = 1] * [抗うつ剤 = 1] * [効果 = 2]	0[a]	
[層 = 1] * [抗うつ剤 = 2] * [効果 = 1]	0[a]	
[層 = 1] * [抗うつ剤 = 2] * [効果 = 2]	0[a]	
[層 = 2] * [抗うつ剤 = 1] * [効果 = 1]	0[a]	
[層 = 2] * [抗うつ剤 = 1] * [効果 = 2]	0[a]	
[層 = 2] * [抗うつ剤 = 2] * [効果 = 1]	0[a]	
[層 = 2] * [抗うつ剤 = 2] * [効果 = 2]	0[a]	

a. このパラメータは冗長であるため 0 に設定されています。

b. モデル: ポアソン分布

c. 計画: 定数 + 層 + 抗うつ剤 + 効果 + 層 * 抗うつ剤 + 層 * 効果 + 抗うつ剤 * 効果 + 層 * 抗うつ剤 * 効果

【出力結果の読み取り方・その1】 ——対数線型分析——

対数線型モデル式

$$\log(m_{ijk}) = \mu + \alpha_i + \beta_j + \gamma_k + (\alpha\beta)_{ij} + (\alpha\gamma)_{ik} + (\beta\gamma)_{jk} + (\alpha\beta\gamma)_{ijk}$$

のパラメータを調べています.

←① [層＝1] …… $\alpha_1 = -0.563$

←② [抗うつ剤＝1] …… $\beta_1 = -0.283$

←③ [効果＝1] …… $\gamma_1 = -0.167$

←④ [層＝1]＊[抗うつ剤＝1] …… $(\alpha\beta)_{11} = -0.193$

←⑤ [層＝1]＊[効果＝1] …… $(\alpha\gamma)_{11} = 0.999$

←⑥ [抗うつ剤＝1]＊[効果＝1] …… $(\alpha\beta\gamma)_{11} = 0.948$

←⑦ [層＝1]＊[抗うつ剤＝1]＊[効果＝1] …… $(\alpha\beta\gamma)_{111} = -0.838$

【SPSS による出力・その2】 ──対数線型分析──

パラメータ推定値^{b,c}

パラメータ	推定値	標準誤差	Z	有意確率
定数	3.481	.175	19.846	<.001
[層 = 1]	-.563	.291	-1.935	.053
[層 = 2]	0^a	.	.	.
[抗うつ剤 = 1]	-.283	.268	-1.056	.291
[抗うつ剤 = 2]	0^a	.	.	.
[効果 = 1]	-.167	.259	-.645	.519
[効果 = 2]	0^a	.	.	.
[層 = 1] * [抗うつ剤 = 1]	-.193	.461	-.418	.676
[層 = 1] * [抗うつ剤 = 2]	0^a	.	.	.
[層 = 2] * [抗うつ剤 = 1]	0^a	.	.	.
[層 = 2] * [抗うつ剤 = 2]	0^a	.	.	.
[層 = 1] * [効果 = 1]	.999	.380	2.626	.009
[層 = 1] * [効果 = 2]	0^a	.	.	.
[層 = 2] * [効果 = 1]	0^a	.	.	.
[層 = 2] * [効果 = 2]	0^a	.	.	.
[抗うつ剤 = 1] * [効果 = 1]	.948	.356	2.664	.008	← ⑨
[抗うつ剤 = 1] * [効果 = 2]	0^a	.	.	.
[抗うつ剤 = 2] * [効果 = 1]	0^a	.	.	.
[抗うつ剤 = 2] * [効果 = 2]	0^a	.	.	.
[層 = 1] * [抗うつ剤 = 1] * [効果 = 1]	-.838	.570	-1.469	.142	← ⑧
[層 = 1] * [抗うつ剤 = 1] * [効果 = 2]	0^a	.	.	.
[層 = 1] * [抗うつ剤 = 2] * [効果 = 1]	0^a	.	.	.
[層 = 1] * [抗うつ剤 = 2] * [効果 = 2]	0^a	.	.	.
[層 = 2] * [抗うつ剤 = 1] * [効果 = 1]	0^a	.	.	.
[層 = 2] * [抗うつ剤 = 1] * [効果 = 2]	0^a	.	.	.
[層 = 2] * [抗うつ剤 = 2] * [効果 = 1]	0^a	.	.	.
[層 = 2] * [抗うつ剤 = 2] * [効果 = 2]	0^a	.	.	.

a. このパラメータは冗長であるため 0 に設定されています。

b. モデル: ポアソン分布

c. 計画: 定数 + 層 + 抗うつ剤 + 効果 + 層 * 抗うつ剤 + 層 * 効果 + 抗うつ剤 * 効果 + 層 * 抗うつ剤 * 効果

【出力結果の読み取り方・その2】 ──対数線型分析──

←⑧　次の3次の交互作用の検定をしています.

　　　　仮説 H_0：$(\alpha\beta\gamma)_{111} = 0$

　　有意確率と有意水準を比較すると

　　　　有意確率 0.142 ＞有意水準 0.05

なので，仮説 H_0 は棄てられません.

　　したがって,

　　　　"アルツハイマー型認知症における抗うつ剤A，B の相対有効率の比と

　　　　　　血管性認知症における抗うつ剤A，B の相対有効率の比は等しい"

と考えてよさそうです.

　　このことは,

　　　　"アルツハイマー型認知症のオッズ比と血管性認知症のオッズ比が等しい"

といいかえることができます.

←⑨　次の2次の交互作用の検定をしています.

　　　　仮説 H_0：$(\beta\gamma)_{11} = 0$

　　有意確率と有意水準を比較すると

　　　　有意確率 0.008 ≦有意水準 0.05

なので，仮説 H_0 は棄却されます.

　　したがって,

　　　　"抗うつ剤A と抗うつ剤B の有効率に差がある"

ということがわかりました.

■対数線型分析のモデルと分散分析のモデルの違い

対数線型分析は，データの型

表 11.3.1　対数線型分析用データ

	有効	無効
薬A	m_{11}	m_{12}
薬B	m_{21}	m_{22}

に対して

$$\log(m_{ij}) = \mu + \alpha_i + \beta_j + (\alpha\beta)_{ij}$$

というモデルを取り扱っています.

このとき

$$m_{ij} = \text{Exp}(\mu + \alpha_i + \beta_j + (\alpha\beta)_{ij})$$

つまり，

$$m_{ij} = \text{Exp}(\mu) \cdot \text{Exp}(\alpha_i) \cdot \text{Exp}(\beta_j) \cdot \text{Exp}((\alpha\beta)_{ij})$$

のように変形できるので，対数線型モデルは

　　　　"乗法モデル"

になっています.

$$\log y = x \Leftrightarrow y = \text{Exp}(x)$$

$$\text{Exp}(A + B) = \text{Exp}(A) \times \text{Exp}(B)$$
$$\log(A \times B) = \log(A) + \log(B)$$

分散分析のデータの型は，次のようになっています.

表11.3.2　2元配置の分散分析用データ

因子A	因子B	データ	
A$_1$	B$_1$	x_{111}	x_{112}
	B$_2$	x_{121}	x_{122}
A$_2$	B$_1$	x_{211}	x_{212}
	B$_2$	x_{221}	x_{222}

このとき，分散分析のモデルは

$$x_{ijk} = \mu + \alpha_i + \beta_j + \underline{(\alpha\beta)_{ij}} + \varepsilon_{ijk}$$

↑
因子Aと因子Bの
交互作用です

となっているので，分散分析は

　　　"加法モデル"

ですね！

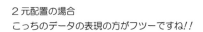

２元配置の場合
こっちのデータの表現の方がフツーですね！！

	B$_1$	B$_2$
A$_1$	x_{111} x_{112}	x_{121} x_{122}
A$_2$	x_{211} x_{212}	x_{221} x_{222}

第12章 検出力とサンプルサイズの求め方

12.1 検出力のはなし

検出力の定義は，次のようになります．

表 12.1.1　検出力の定義

	仮説 H_0 が正しいとき	仮説 H_0 が正しくないとき
仮説 H_0 を棄てない確率	確率 $1-\alpha$	確率 β
仮説 H_0 を棄てる確率	有意水準 α	検出力 $1-\beta$

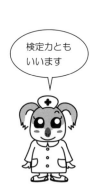

検定力ともいいます

つまり，検出力とは

"仮説 H_0 が正しくないとき仮説 H_0 を棄てる確率"

のことです．

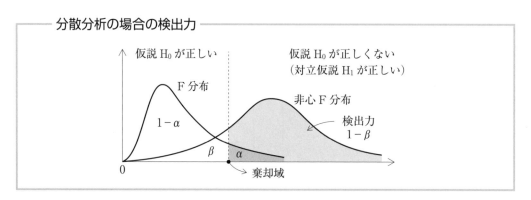

分散分析の場合の検出力

SPSS の

　　　平均（M）に関する検定力分析（W）

は，次のようになっています．

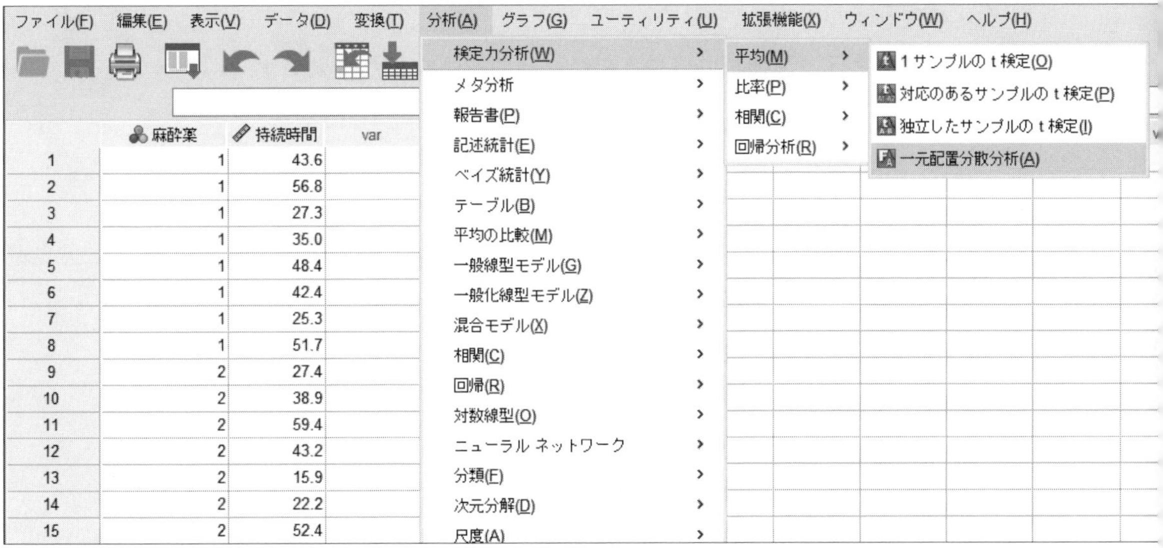

この検定力分析を利用すると

　　　検出力とサンプルサイズ

を，それぞれ，計算することができます．

12.2 検出力の求め方

ここでは，

1元配置の分散分析の検出力

を求めてみましょう．

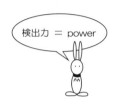

検出力 = power

次のデータは，3種類の麻酔薬の持続時間を測定した結果です．

表12.2.1　3つのグループ

エチドカイン

No	時間
1	43.6
2	56.8
3	27.3
4	35.0
5	48.4
6	42.4
7	25.3
8	51.7

プロピトカイン

No	時間
1	27.4
2	38.9
3	59.4
4	43.2
5	15.9
6	22.2
7	52.4

リドカイン

No	時間
1	18.3
2	21.7
3	29.5
4	15.6
5	9.7
6	16.0
7	7.5

このデータの

● 各グループの標本平均

● プールされた標準偏差

を使って，

検出力 = 　?　

を求めます．

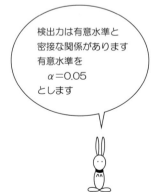

検出力は有意水準と
密接な関係があります
有意水準を
　$\alpha = 0.05$
とします

ところで，このデータの SPSS による一元配置分析の出力は
次のようになります.

記述統計

持続時間

	度数	平均値	標準偏差	標準誤差
エチドカイン	8	41.313	11.3201	4.0023
プロピトカイン	7	37.057	16.0071	6.0501
リドカイン	7	16.900	7.3763	2.7880
合計	22	32.191	15.7796	3.3642

分散分析

持続時間

	平方和	自由度	平均平方	F 値	有意確率
グループ間	2468.072	2	1234.036	8.493	.002
グループ内	2760.826	19	145.307		
合計	5228.898	21			

分散分析効果サイズ[a,b]

		ポイント推定
持続時間	イータの 2 乗	.472
	イプシロンの 2 乗	.416
	オメガの 2 乗の固定効果	.405
	オメガの 2 乗のランダム効果	.254

多重比較

従属変数: 持続時間

Bonferroni

(I) 麻酔薬	(J) 麻酔薬	平均値の差 (I-J)	標準誤差	有意確率	95% 信頼区間 下限	上限
エチドカイン	プロピトカイン	4.2554	6.2387	1.000	-12.122	20.633
	リドカイン	24.4125*	6.2387	.003	8.035	40.790
プロピトカイン	リドカイン	20.1571*	6.4433	.017	3.243	37.072

【統計処理の手順】 ──検定力分析・一元配置分散分析──

手順① はじめに

- グループ 1 の標本平均 = $\boxed{41.313}$
- グループ 2 の標本平均 = $\boxed{37.057}$
- グループ 3 の標本平均 = $\boxed{16.900}$
- プールされた標準偏差 = $\boxed{12.054}$

を計算しておきます.

各グループの
平均値は
p.251 参照

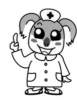

プールされた標準偏差 は，次のように計算します

$$\sqrt{\frac{(8-1) \times 11.3201^2 + (7-1) \times 16.0071^2 + (7-1) \times 7.3763^2}{8+7+7-3}}$$

$$= 12.054$$

この数値は分散分析表からもかんたんに求まります

$$\sqrt{\text{グループ内平均平方}} = \sqrt{145.307}$$

$$= 12.054$$

手順 ❷ 分析のメニューから

　　　検定力分析(W)　⇨　平均(M)　⇨　一元配置分散分析(A)

を選択します.

次の一元配置分散分析の画面になったら

　　　● 各グループのデータ数　……　①
　　　● 各グループの標本平均　……　②
　　　● プールされた標準偏差　……　③

を入力して，　対比(O)　をクリック.

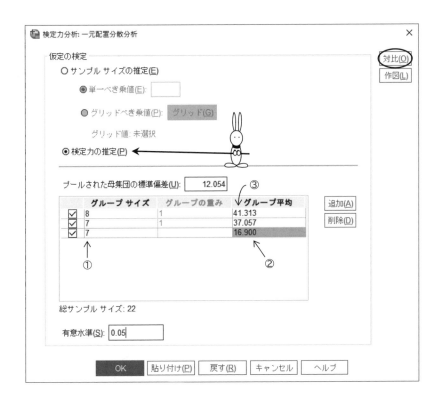

手順 3 次の対比の画面になったら

□　ペアごとの差分の検定力を推定（E）

をチェック．

○　Bonferroni の補正（B）

を選択したら， 続行 ．

あとは OK ボタンをマウスでカチッ！

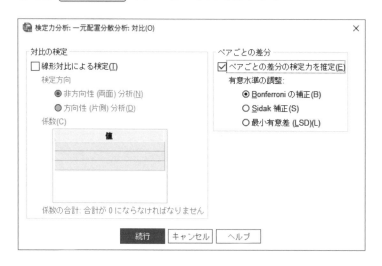

検出力は

分析 → 一般線型モデル → 一変量 → オプション → 観測検定力

からでも，求めることができます

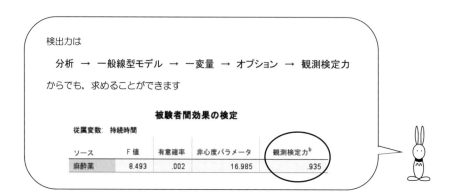

被験者間効果の検定

従属変数: 持続時間

ソース	F 値	有意確率	非心度パラメータ	観測検定力[b]
麻酔薬	8.493	.002	16.985	.935

【SPSS による出力】　──検定力分析・一元配置分散分析──

検定力分析表

| | 検定力[b] | N[c] | 仮定の検定 | | 有意確率 |
			標準偏差	効果サイズ[d]	
全体の検定[a]	.935	22	12.054	1.083	.05

a. 母集団の平均はすべてのグループで等しいという帰無仮説を検定します。
b. 非心 F 分布に基づく。
c. グループ全体の合計サンプル サイズ。
d. 平均平方根で標準化された効果により測定された効果サイズ。

　　　　　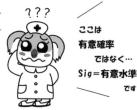

①　　　　　　　　　②

ここは
有意確率
ではなく…
Sig＝有意水準
です

【出力結果の読み取り方】　──検定力分析・一元配置分散分析──

↑①　検出力（$1-\beta$）は 0.935 になっています.

　　　この検出力や効果サイズの評価については

　　　投稿する学術論文誌を参考にして下さい.

↑②　効果サイズ（Effect Size RMSS）

$$= \sqrt{\frac{(41.313-32.191)^2 + (37.057-32.191)^2 + (16.900-32.191)^2}{(3-1)\times 12.054^2}}$$

$$= 1.083$$

12.3 サンプルサイズの求め方

　研究計画をたてるとき，一番頭を悩ませること
それは

　　　　　　"データをいくつ集めればよいのか？"

という点です．

　でも，SPSS の検定力分析を使うと，クリック1つで
最適なサンプルサイズを求めることができます．

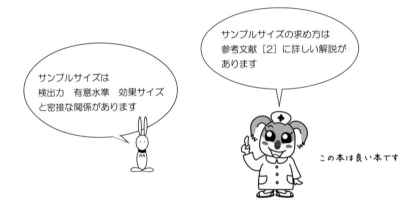

　始めに，右ページのような研究計画を用意します．

　あとは，この研究の条件1，条件2，条件3の数値を
p.258 の手順1のように入力するだけです．

┌─ １元配置分散分析の場合の研究計画 ──────────────────

┌──┐
│ 研究目的　３種類の麻酔薬について，麻酔の持続時間に   │
│ 　　　　　差があるかどうか調べたい   │
└──┘

研究の
条件 1　　予測される平均持続時間

　　　　　　グループ 1　　　　　グループ 2　　　　　グループ 3
　　　　　　　┌────┐　　　　　┌────┐　　　　　┌────┐
　　　　　　　│ 40 │　　　　　│ 35 │　　　　　│ 20 │
　　　　　　　└────┘　　　　　└────┘　　　　　└────┘

研究の
条件 2　　３種類の麻酔薬の持続時間のバラツキが

　　　　　同じ程度と仮定したときの標準偏差

　　　　　　　　　　┌────┐
　　　　　　　　　　│ 15 │
　　　　　　　　　　└────┘

研究の
条件 3　　有意水準を α = 0.05 としたとき，希望する検出力

　　　　　　┌─────┐
　　　　　　│ 0.8 │
　　　　　　└─────┘

　　　この条件のもとで最適なサンプルサイズは

　　　　　　グループ 1　　　　　グループ 2　　　　　グループ 3
　　　　　　┌────┐　　　　　┌────┐　　　　　┌────┐
→　　　　　│ ？ │　　　　　│ ？ │　　　　　│ ？ │
　　　　　　└────┘　　　　　└────┘　　　　　└────┘

【統計処理の手順】 ——サンプルサイズの求め方——

手順① 分析のメニューから

検定力分析 ⇨ 平均 ⇨ 一元配置分散分析（A）

を選択します.

次の画面になったら，研究計画の条件

条件1 …… ①

条件2 …… ②

条件3 …… ③

の値を入力．あとは OK ボタンをマウスでカチッ!!

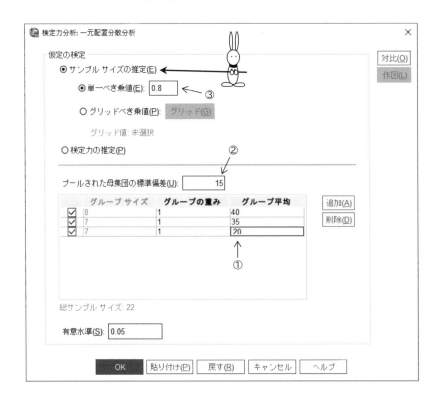

【SPSS による出力】　──サンプルサイズの求め方──

検定力分析表

	N[b]	実際の検定力[c]	仮定の検定			
			検定力	標準偏差	効果サイズ[d]	有意確率
全体の検定[a]	36	.836	.8	15	.694	.05

a. 母集団の平均はすべてのグループで等しいという帰無仮説を検定します。
b. グループ全体の合計サンプルサイズ。
c. 非心 F 分布に基づく。
d. 平均平方根で標準化された効果により測定された効果サイズ。

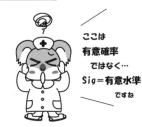

ここは
有意確率
ではなく…
Sig＝**有意水準**
ですね

全体の検定用のグループ
サイズ割り振り

	N
グループ 1	12
グループ 2	12 ← ①
グループ 3	12
全体	36

【出力結果の読み取り方】　──サンプルサイズの求め方──

↑①　検出力を $\boxed{0.8}$ ，有意水準を $\boxed{\alpha = 0.05}$ としたとき
求めるサンプルサイズは

- グループ 1 ＝ $\boxed{12}$
- グループ 2 ＝ $\boxed{12}$
- グループ 3 ＝ $\boxed{12}$

となります．

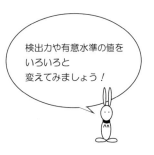

検出力や有意水準の値を
いろいろと
変えてみましょう！

付録 コルモゴロフ・スミルノフの検定のための数表

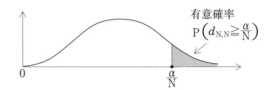

a \ N	1	2	3	4	5	6
1	1	1	1	1	1	1
2		0.3333	0.6000	0.7714	0.8730	0.9307
3			0.1000	0.2286	0.3571	0.4740
4				0.0286	0.0794	0.1429
5					0.0079	0.0260
6						0.0022

a \ N	7	8	9	10	11	12
1	1	1	1	1	1	1
2	0.9627	0.9801	0.9895	0.9945	0.9971	0.9985
3	0.5752	0.6601	0.7301	0.7869	0.8326	0.8690
4	0.2121	0.2827	0.3517	0.4175	0.4792	0.5361
5	0.0530	0.0870	0.1259	0.1678	0.2115	0.2558
6	0.0082	0.0186	0.0336	0.0524	0.0747	0.0995
7	0.0006	0.0025	0.0063	0.0123	0.0207	0.0314
8		0.0002	0.0007	0.0021	0.0044	0.0079
9			0.0000	0.0002	0.0007	0.0015
10				0.0000	0.0001	0.0002

a \ N	13	14	15	16	17	18
1	1	1	1	1	1	1
2	0.9992	0.9996	0.9998	0.9999	0.9999	1.0000
3	0.8978	0.9205	0.9383	0.9523	0.9631	0.9715
4	0.5882	0.6355	0.6781	0.7164	0.7506	0.7810
5	0.2999	0.3433	0.3855	0.4263	0.4654	0.5026
6	0.1265	0.1549	0.1844	0.2145	0.2450	0.2754
7	0.0443	0.0590	0.0755	0.0933	0.1124	0.1324
8	0.0126	0.0188	0.0262	0.0350	0.0450	0.0560
9	0.0029	0.0049	0.0077	0.0112	0.0156	0.0207
10	0.0005	0.0010	0.0018	0.0030	0.0046	0.0067
11	0.0001	0.0002	0.0004	0.0007	0.0012	0.0018
12	0.0000	0.0000	0.0001	0.0001	0.0002	0.0004
13			0.0000	0.0000	0.0000	0.0001

260

コルモゴロフ・スミルノフの検定のための数表（続き）

a＼N	19	20	21	22	23	24
1	1	1	1	1	1	1
2	1.0000	1.0000	1.0000	1.0000	1.0000	1.0000
3	0.9781	0.9831	0.9870	0.9901	0.9924	0.9942
4	0.8081	0.8320	0.8531	0.8717	0.8880	0.9024
5	0.5379	0.5713	0.6028	0.6324	0.6601	0.6860
6	0.3057	0.3356	0.3650	0.3937	0.4218	0.4490
7	0.1532	0.1745	0.1963	0.2184	0.2406	0.2628
8	0.0681	0.0811	0.0948	0.1093	0.1243	0.1398
9	0.0267	0.0335	0.0411	0.0493	0.0583	0.0678
10	0.0092	0.0123	0.0159	0.0200	0.0247	0.0299
11	0.0028	0.0040	0.0055	0.0073	0.0095	0.0120
12	0.0007	0.0011	0.0017	0.0024	0.0032	0.0043
13	0.0002	0.0003	0.0004	0.0007	0.0010	0.0014
14	0.0000	0.0001	0.0001	0.0002	0.0003	0.0004
15		0.0000	0.0000	0.0000	0.0001	0.0001

a＼N	25	26	27	28	29	30
1	1	1	1	1	1	1
2	1.0000	1.0000	1.0000	1.0000	1.0000	1.0000
3	0.9955	0.9966	0.9974	0.9980	0.9985	0.9988
4	0.9150	0.9260	0.9357	0.9441	0.9514	0.9578
5	0.7102	0.7327	0.7537	0.7732	0.7912	0.8080
6	0.4755	0.5010	0.5256	0.5494	0.5722	0.5941
7	0.2850	0.3071	0.3290	0.3506	0.3720	0.3929
8	0.1558	0.1720	0.1886	0.2053	0.2221	0.2391
9	0.0779	0.0885	0.0996	0.1110	0.1229	0.1350
10	0.0356	0.0418	0.0484	0.0555	0.0630	0.0709
11	0.0148	0.0181	0.0217	0.0256	0.0299	0.0346
12	0.0056	0.0071	0.0089	0.0109	0.0131	0.0156
13	0.0019	0.0026	0.0033	0.0043	0.0053	0.0065
14	0.0006	0.0008	0.0011	0.0015	0.0020	0.0025
15	0.0002	0.0002	0.0004	0.0005	0.0007	0.0009
16	0.0000	0.0001	0.0001	0.0001	0.0002	0.0003
17		0.0000	0.0000	0.0000	0.0001	0.0001

参 考 文 献

［1］『統計的多重比較法の基礎』（永田　靖，吉田道弘共著，サイエンティスト社，1997 年）

［2］『サンプルサイズの決め方（統計ライブラリー）』　（永田　靖著，朝倉書店，2003 年）

［3］『臨床生存分析』　　　　　　　　　　　　　　　　　（前谷俊三著，南江堂，1996 年）

［4］『ロジスティック回帰分析』（丹後俊郎，山岡和枝，高木晴良著，朝倉書店，1996 年）

［5］『生存時間解析』　　　　　　　　（大橋靖雄，浜田知久馬著，東京大学出版会，1995 年）

［6］『すぐわかる統計用語の基礎知識』　　　　　　　　　（石村貞夫他著，東京図書，2016 年）

［7］『すぐわかる統計処理の選び方』　　　　（石村貞夫，石村光資郎著，東京図書，2010 年）

［8］『入門はじめての多変量解析』　　　　　（石村貞夫，石村光資郎著，東京図書，2007 年）

［9］『入門はじめての統計解析』　　　　　　　　　　　　　（石村貞夫著，東京図書，2006 年）

［10］『入門はじめての分散分析と多重比較』（石村貞夫，石村光資郎著，東京図書，2008 年）

［11］『SPSS による多変量データ解析の手順(第 6 版)』(石村光資郎，石村貞夫著，東京図書，2021 年)

［12］『SPSS による統計処理の手順（第 9 版)』　（石村貞夫，石村光資郎著，東京図書，2021 年)

［13］『SPSS による分散分析・混合モデル・多重比較の手順』

　　　　　　　　　　　　　　　　　　（石村光資郎，石村貞夫著，東京図書，2021 年）

［14］『よくわかる統計学 介護福祉・栄養管理データ編（第 3 版)』

　　　　　　　　　　　　　　　　（石村友二郎，廣田直子，石村貞夫著，東京図書，2020 年）

［15］『よくわかる統計学 看護医療データ編（第 3 版)』(石村友二郎他著，東京図書，2020 年）

［16］『SPSS によるアンケート調査のための統計処理』

　　　　　　　　　　　　　　　　（石村光資郎著，石村貞夫監修，東京図書，2018 年）

［17］『ノンパラメトリックス：順位にもとづく統計的方法』

　　　　　　　　　　　　　　　　　　　　　　（E.L. レーマン，森北出版，2007 年）

［18］『統計数値表』　　　　　（統計数値表 JSA-1972 編集委員会，日本規格協会，1972 年）

索 引

著者紹介

久保田基夫（くぼたもとお）
1982 年　千葉大学医学部卒業
現　在　亀田メディカルセンター脊椎脊髄外科部長

石村光資郎（いしむらこうしろう）
2002 年　慶應義塾大学理工学部数理科学科卒業
2008 年　慶應義塾大学大学院理工学研究科基礎理工学専攻修了
現　在　東洋大学総合情報学部専任講師　博士（理学）

監修

石村貞夫（いしむらさだお）
1975 年　早稲田大学理工学部数学科卒業
現　在　元鶴見大学准教授
　　　　石村統計コンサルタント代表
　　　　理学博士・統計アナリスト

ＳＰＳＳ（エスピーエスエス）による医学（いがく）・歯学（しがく）・薬学（やくがく）のための統計解析（とうけいかいせき）［第 5 版］

©Sadao Ishimura, Xie Cheng Tai & Motoo Kubota, 2003, 2007, 2011
©Sadao Ishimura, Xie Cheng Tai, Motoo Kubota & Yujiro Ishimura, 2016, 2019
©Koshiro Ishimura, Motoo Kubota & Sadao Ishimura, 2022

2003 年 12 月 25 日	第 1 版　第 1 刷発行	Printed in Japan
2007 年 10 月 25 日	第 2 版　第 1 刷発行	
2011 年 11 月 25 日	第 3 版　第 1 刷発行	
2016 年 1 月 25 日	第 4 版　第 1 刷発行	
2022 年 5 月 25 日	第 5 版　第 1 刷発行	

著　者　　石 村 光 資 郎
　　　　　久 保 田 基 夫
監　修　　石 村 貞 夫
発行所　東京図書株式会社

〒 102-0072　東京都千代田区飯田橋 3-11-19
振替　00140-4-13803　電話　03(3288)9461
http://www.tokyo-tosho.co.jp/

ISBN 978-4-489-02384-2